Claudia TEIXEIRA

Factores que influenciam a transferência dos benefícios da língua reabilitada

Claudia TEIXEIRA

Factores que influenciam a transferência dos benefícios da língua reabilitada

para a língua não reabilitada na terapia da fala de pacientes afásicos bilingues

ScienciaScripts

Cover image: www.ingimage.com

This book is a translation from the original published under ISBN 978-620-6-72193-2.

Publisher:
Sciencia Scripts
is a trademark of
Dodo Books Indian Ocean Ltd. and OmniScriptum S.R.L publishing group

120 High Road, East Finchley, London, N2 9ED, United Kingdom
Str. Armeneasca 28/1, office 1, Chisinau MD-2012, Republic of Moldova, Europe
Printed at: see last page
ISBN: 978-620-8-25336-3

Conteúdo

Currículo

Numa época de globalização, de erosão das fronteiras e de fluxos migratórios que se tornaram cada vez mais significativos desde o século XX, os terapeutas da fala e da linguagem estão cada vez mais expostos a populações bilingues que apresentam diversas perturbações cognitivas e comunicativas, incluindo a afasia. A grande variabilidade das perturbações daí resultantes e a diversidade do bilinguismo fazem da afasia bilingue uma entidade clínica única, que não pode ser reduzida a um único tratamento. Assim, procurámos identificar os factores que podem estar envolvidos na transferência dos efeitos terapêuticos da língua reeducada para a língua não reeducada. para a língua não reeducada.

Para o efeito, uma pesquisa bibliométrica conduziu à seleção, leitura e análise qualitativa de vinte e seis artigos científicos. O estatuto da língua tratada, a proximidade tipológica das línguas, a natureza da terapia e a natureza dos elementos incluídos no protocolo terapêutico são os principais factores sobre os quais é possível agir na esperança de favorecer esta transferência. Outros factores como o lugar da língua no ambiente, o papel de um intérprete na terapia, a intensidade da reabilitação ou o estado do circuito de controlo cognitivo são discutidos em mais pormenor. Estes resultados levantam importantes implicações clínicas para a prática da terapia da fala e da linguagem.

Palavras-chave

Afasia; bilinguismo; generalização; transferência inter-linguística; neurologia do adulto; afasiologia; terapia da fala; revisão da literatura

Agradecimentos

Os meus mais sinceros agradecimentos a :

À Sra. Marie Faure, terapeuta da fala, orientadora de estágio e diretora de dissertação, por me ter supervisionado, formado, ajudado e encorajado ao longo deste último ano. Obrigada pelas nossas muitas trocas de impressões e momentos partilhados.

A todos os terapeutas da fala que me abriram as suas portas em consultório privado, em instituições ou em hospitais. Transmitiram-me conhecimentos e valores valiosos.

À Sra. Solene Hameau, terapeuta da fala e investigadora, pelos seus recursos bibliográficos, pela sua confiança em mim e pelo seu grande interesse pelo meu tema.

Aos membros da equipa de direção do serviço de terapia da fala, por me terem acompanhado numa etapa particular da minha formação.

Às minhas futuras colegas de terapia da fala e da linguagem e parceiras de aventura: Amelie, Julie, Marie e Manon, com quem partilhei estes cinco anos maravilhosos. Foram pilares sólidos ao longo deste curso.

Aos meus amigos que me seguiram e fizeram sentir a sua presença de perto e de longe.

À minha família, que me inspirou a escrever este livro de memórias.

Aos meus pais e à minha irmã, que acreditaram em mim e sempre me apoiaram nas minhas escolhas e nos meus projectos. Vocês são os meus modelos de ambição e de sucesso.

Ao Clovis, pelo seu encorajamento e apoio inabaláveis ao longo de tantos anos.

"A língua é certamente mais do que um simples instrumento de comunicação; é o elemento mais representativo de uma cultura e de uma civilização, mas também um dos factores mais poderosos na individuação e na construção da personalidade".
(Gatignol & Topouzkhanian, 2012)

I Parte teórica

1 Introdução

A afasia é uma perturbação adquirida da linguagem, que pode manifestar-se ao nível da compreensão e/ou da expressão, ocorrendo após lesão cerebral de natureza vascular, traumática, tumoral ou degenerativa (Brin, Courrier, Lederle, Masy & Kremer, 2011). Embora cada vez mais comum na prática da terapia da fala e da linguagem, a afasia em pacientes bilingues ou poliglotas continua a ser pouco estudada até à data (Kopke & Prod'homme, 2009). No entanto, com nada menos do que 6912 línguas registadas em mais de 200 países, um grande número de Estados admite duas línguas oficiais, e a globalização atual só vem alargar estas situações (Centeno & Ansaldo, 2013). As lesões cerebrais adquiridas neste paciente em particular já não são, portanto, a exceção, mas tendem a tornar-se a norma (Fabbro, 2001). Para Kopke (2013), os desafios do estudo da afasia bilingue são múltiplos. Em primeiro lugar, de um ponto de vista teórico, a investigação recente visa aumentar o conhecimento científico tanto da diversidade linguística dos falantes em todo o mundo como do funcionamento cognitivo do "cérebro bilingue". Em segundo lugar, de um ponto de vista clínico, torna-se essencial fornecer aos profissionais chaves concretas para compreender a avaliação, a recuperação e a reabilitação linguística destes pacientes, cujos perfis são heterogéneos e complexos. Esta revisão da literatura centra-se nos benefícios da reabilitação linguística numa única língua para uma pessoa bilingue com afasia (PBaA). Esta escolha de estudo explica-se pelo facto de a maior parte da reabilitação em França ser monolingue (Jaillet, 2015). Mais especificamente, o objetivo é identificar os factores que permitem a transferência dos benefícios terapêuticos da língua reeducada para a língua não reeducada. A primeira parte da nossa dissertação definirá o conceito de bilinguismo e apresentará as manifestações clínicas e neurolinguísticas da afasia na população bilingue. Em seguida, serão partilhados dados teóricos recentes sobre as diferentes abordagens de reabilitação possíveis e sobre as questões relacionadas com a transferência interlinguística. Na segunda parte, será explicada a metodologia utilizada para levar a cabo esta investigação e a relevância científica dos dados recolhidos. Por fim, na terceira e quarta partes, apresentam-se os resultados relevantes da investigação e tiram-se conclusões. Por fim, serão discutidas as limitações deste trabalho e as perspectivas futuras em relação à prática da terapia da fala e da linguagem.

2 Afasia em pacientes bilingues: manifestações clínicas

2.1 Semiologia neurolinguística do bilinguismo

A presença do bilinguismo no mundo mostra que as pessoas podem aprender duas línguas sem qualquer dificuldade aparente. No entanto, este conceito continua a ser difícil de definir, pois abrange uma vasta tipologia de falantes (Costa & Sebastian-Galles, 2014). Para Grosjean (2015, p. 16), o bilinguismo é "a utilização regular de duas ou mais línguas ou dialectos na vida quotidiana". Encontra-se em todos os países, independentemente da idade, origem, sexo ou categoria socioprofissional dos seus falantes. (Grosjean, 2003). Certos critérios, como a idade em que a língua foi adquirida, o nível de competência, o estatuto relativo da língua, o método e a ordem de aquisição, definem geralmente o tipo de bilinguismo de indivíduos saudáveis (Khachatryan et al., 2016). O linguista Abdelilah-Bauer (2008, p.8) acredita que existem, de facto, "tantas formas de experienciar o bilinguismo como indivíduos bilingues". É por esta razão, então, que falaremos aqui de bilinguismo num sentido mais amplo: não como a coabitação de duas línguas apenas, mas por vezes de várias línguas no mesmo indivíduo.

O conhecimento e a compreensão do funcionamento do cérebro bilingue aumentaram consideravelmente nos últimos anos, graças às contribuições das ciências cognitivas, às novas técnicas de imagiologia e à moderação computacional (Dana-Gordon, Mazaux & N'Kaoua, 2013). Apesar dos pontos de vista divergentes sobre a representação neural, é hoje comummente aceite que certos processos linguísticos são partilhados entre línguas (Costa & Sebastian-Galles, 2014). Esta conceção ecoa a teoria da convergência (Abutalebi & Green, 2007) que admite redes neurais idênticas para a primeira língua adquirida (L1) e a segunda (L2). As estruturas cerebrais envolvidas são semelhantes quando os bilingues usam qualquer uma das suas duas línguas, o que explica que as línguas sejam activadas em paralelo na maioria dos contextos de uso. A diferença em relação ao funcionamento do cérebro monolingue é ilustrada pela necessidade de recursos neuronais adicionais. De facto, a aprendizagem de uma segunda língua exige a implementação de processos cognitivos complexos, nomeadamente a inibição de uma língua em favor de outra (Abutalebi & Green, 2007; Costa & Sebastian-Galles, 2014). Esta rede neural partilhada permite a influência interlinguística a nível fonológico, lexical e sintático (Knoph, Lind & Simonsen, 2015). Por exemplo, os bilingues apresentam um acesso lexical não seletivo, o que significa que, mesmo num contexto monolingue, as palavras de ambas as línguas estão simultaneamente ativas (Verreyt, De Letter, Hemelsoet, Santens & Duyck, 2013). Kroll e a sua equipa (2015) chamam a atenção para o aspeto multidirecional desta influência: a L1 influencia as outras línguas do falante (L2, L3, L4, etc.), que por sua vez influenciam a L1. De acordo com Weinreich (1953, citado em Bardyn & Martin, 2012), o léxico mental dos bilingues está organizado de três formas diferentes. Em primeiro lugar, no bilingue coordenado, ou seja, quando as línguas foram aprendidas separada e independentemente, as duas "etiquetas linguísticas" de uma palavra numa língua correspondem cada uma à sua própria unidade de significado. Pelo contrário, no bilinguismo composto, em que as línguas foram adquiridas de forma semelhante, as mesmas palavras nas duas línguas convergem para uma única unidade de significado. Por último, no bilinguismo subordinado, em que a primeira língua tem primazia sobre a segunda, o sujeito bilingue precisa de percorrer o léxico da sua língua materna (L1) para aceder ao significado de uma palavra na sua segunda língua adquirida (L2). Continua a debater-se os mecanismos exactos do processamento linguístico na afasia bilingue (Khachatryan et al., 2016); no entanto, os conhecimentos mais recentes sobre o assunto abrem a porta a possíveis efeitos multilingues causados pela reabilitação linguística.

2.2 Teorias sobre a deficiência linguística e padrões de recuperação

Tal como no caso dos monolingues, uma lesão cerebral adquirida no hemisfério dominante para a linguagem pode conduzir subitamente à afasia em pacientes bilingues (Kohnert, 2009). A principal causa é o acidente vascular cerebral, que afecta mais frequentemente o hemisfério cerebral dominante para a linguagem

(Hernandez et al., 2001, citado em Sabadell, Tcherniack, Michalon, Kristensen & Renard, 2018). Os padrões de comprometimento da linguagem resultantes são complexos e heterogéneos (Paradis, 1977) e os modos de recuperação não são fixos, uma vez que as diferentes línguas de um falante interagem constantemente ao longo do período de reabilitação (Gatignol & Topouzkhanian, 2012). Para além da sintomatologia afásica tradicionalmente encontrada na população monolingue, não é raro observar manifestações particulares específicas do sistema bilingue. Lorenzen e Murray (2008) mencionam alterações ou misturas linguísticas patológicas, bem como perturbações da tradução. Para Khachatryan et al (2016), estas são de diferentes tipos: a impossibilidade total de traduzir, embora a capacidade de se exprimir em cada língua seja eficaz, a tradução inconsciente e involuntária apesar da impossibilidade de traduzir voluntariamente, a tradução paradoxal em que o paciente pode traduzir numa língua e exprimir-se noutra e, por fim, a tradução sem compreensão. A alternância de línguas de uma frase para outra ou dentro da mesma frase *(code-switching)* e as capacidades de tradução ocorrem normalmente de forma consciente em falantes bilingues saudáveis (Bardyn & Martin, 2012). No entanto, no caso de uma lesão cerebral adquirida, estes processos tornam-se desinibidos. Por conseguinte, ocorrem inconscientemente e podem persistir mesmo quando o paciente foi explicitamente convidado a manter a conversa numa única língua (Khachatryan et al., 2016).

A literatura clínica descreve várias fases na recuperação da linguagem em afásicos bilingues (Fabbro, 2001). Em primeiro lugar, há a fase aguda (cerca de quatro semanas após o acidente), depois a fase lesional (de algumas semanas a 4/5 meses após o acidente) e, finalmente, a fase tardia (de alguns meses após o acidente até ao fim da vida). Em 1977, Paradis distinguiu seis modos de recuperação da linguagem em sujeitos bilingues. Em primeiro lugar, chama-se "paralela" se os dois sistemas linguísticos recuperam ao mesmo ritmo e em quantidades iguais ao longo do tempo. Se se verificar uma recuperação mais significativa de uma língua em detrimento de outra, e tendo em conta as capacidades linguísticas pré-mórbidas do paciente, esta é designada por recuperação "diferencial". A recuperação pode também ser "selectiva" se apenas uma das línguas for parcialmente recuperada pelo sujeito. É "sucessiva" se a primeira língua recupera completamente antes de a segunda começar a recuperar, e "regressiva" ou "antagónica" se apenas uma língua recupera e depois regride. Ao mesmo tempo, a segunda língua começa a recuperar. Por último, a deficiência é designada por "mista" ou "misturada" se os dois sistemas linguísticos interferirem um com o outro, resultando numa mistura linguística e numa confusão significativa a todos os níveis linguísticos (Paradis, 1977). Os estudos de Paradis (2000) e Fabbro (2001) encontraram resultados semelhantes, com cerca de 60% dos casos de recuperação a serem do tipo "paralelo".

Como se explica a diversidade de perfis de recuperação? Desde o início do século XX, vários autores têm procurado compreender os factores que podem influenciar a recuperação da linguagem. Duas teorias famosas foram pioneiras neste domínio (Bardyn & Martin, 2012). Em 1881, Ribot estabeleceu o seguinte postulado na sua "lei da regressão": quanto mais cedo uma língua é adquirida na vida de uma pessoa, melhores são as suas hipóteses de recuperação após uma lesão cerebral. De acordo com a lei de Ribot, a língua materna é sempre a mais bem preservada. Em

1985, a lei de Pitres contrariou esta hipótese, afirmando que a língua mais bem recuperada corresponderia à mais utilizada (e, a fortiori, à mais bem dominada) antes do acidente. Tendo tido um grande sucesso na altura, estas duas leis tiveram o imenso mérito de fazer avançar a investigação e dar origem a outras publicações sobre o assunto. No entanto, atualmente, permanecem puramente teóricas, pela simples razão de que não podem dar conta de todos os tipos de recuperação encontrados na prática clínica (Kopke & Prod'homme, 2009). O contexto emocional relacionado com cada língua, a idade e o contexto de aquisição, o lugar da língua no ambiente, o comprometimento do sistema cognitivo de controlo ou de seleção das línguas, a estrutura das línguas e a localização cerebral são factores que têm sido propostos para explicar a recuperação, mas nenhum deles se revelou conclusivo por si só (Bardyn & Martin, 2012). Numa perspetiva mais atual, a ênfase é colocada no efeito induzido por factores cognitivos (Durand, Masson-Trottier & Ansaldo, 2018). Estão a ser realizados cada vez mais estudos para analisar com precisão a medida em que estes factores estão envolvidos e interagem. Se se revelarem generalizáveis, os resultados futuros fornecerão informações valiosas sobre a afasiologia.

2.3 Avaliação da afasia bilingue e dos défices de linguagem

Dadas as graves consequências que pode ter, a afasia nos bilingues é uma emergência médica que exige um tratamento multidisciplinar o mais rápido possível. Uma vez excluído o prognóstico vital, deve ser efectuada uma avaliação linguística mais exaustiva do paciente. Este tipo de afasia requer uma abordagem especial da avaliação linguística (Hameau, 2013). Kopke e Prod'homme (2009) referem que, nestas situações, a avaliação fonoaudiológica do doente é frequentemente efectuada apenas na língua do país de acolhimento. No entanto, uma avaliação parcial - limitada a uma única língua - não fornece uma imagem completa das competências linguísticas do paciente (Bardyn & Martin, 2012). Além disso, para vários autores, como Fabbro (2001) e Paradis (1995), esta situação é inaceitável por razões éticas.

Paradis (2000) sugeriu duas razões para reavaliar o doente poliglota em todas as suas línguas. Em primeiro lugar, quando o doente já não tem acesso à língua do ambiente hospitalar (ambiente de acolhimento), é essencial determinar se outra língua pode ser utilizada como meio de comunicação. Ao avaliar todas as línguas, é possível definir com um certo grau de certeza qual delas é a mais bem preservada e/ou a menos afetada. Em segundo lugar, certos défices podem ser observados apenas numa das duas línguas, e estes défices fornecem frequentemente informações valiosas sobre a localização e a extensão da lesão adquirida.

Embora os testes tradicionais de afasia, como o BDAE (Boston Diagnostic Aphasia Examination, Goodglass & Kaplan, 1972) ou o MT-86 (Protocole Montreal- Toulouse d'examen linguistique de l'aphasie, Nespoulous, Joanette & Lecours, 1986) tenham provado a sua eficácia, continuam a ser incompletos e pouco sensíveis à avaliação de doentes bilingues em Unidades Neuro-Vasculares (Guinel, 2013). No entanto, Kopke e Prod'homme (2009) explicam que a simples tradução de um teste de uma língua para outra se depara rapidamente com preconceitos fonológicos, lexicais, morfossintácticos e mesmo culturais. Por conseguinte, foram desenvolvidos vários instrumentos de avaliação normalizados, válidos e comparáveis para cada língua.

Entre estes, o Teste de Afasia Bilingue (BAT), criado por Paradis e Libben (1987), destaca-se ainda hoje como uma referência importante na avaliação multilingue. Uma verdadeira bateria calibrada para 65 línguas, oferece uma avaliação completa em três partes. A parte A, qualitativa, apresenta a história linguística do paciente e as suas competências multilingues em diversas situações. A parte B, quantitativa, compara as perturbações fásicas em cada língua. Por fim, a parte C avalia a capacidade do paciente de traduzir de uma língua para outra em termos de expressão e de compreensão (Kopke & Prod'homme, 2009). O Screening BAT, uma versão abreviada do BAT, foi introduzido em 2013. Atualmente adaptado e normalizado em 12 línguas, permite um rastreio rápido da afasia bilingue aguda (Guilhem, Gomez, Prod'homme & Kopke, 2013). Qualquer que seja o teste escolhido pelo profissional, o desempenho do paciente deve ser sempre interpretado à luz da sua história linguística (Khachatryan et al., 2016) e do seu nível de proficiência linguística nas duas línguas antes do acidente (Paradis, 2000). Esta informação valiosa é suscetível de explicar os padrões de alteração da linguagem e a resposta à reabilitação (Kiran & Iakupova, 2011).

Em suma, o objetivo da avaliação da terapia da fala e da linguagem na PABP é destacar tanto as deficiências linguísticas como os componentes comunicativos preservados, que constituirão a base da futura reabilitação. Segue-se a implementação de um plano terapêutico e o acompanhamento do paciente (Chomel-Guillaume, Leloup & Bernard, 2010).

3 A reabilitação da afasia bilingue e os desafios da transferência interlinguística

3.1 Diferentes tipos de reabilitação possíveis

Iniciada precocemente e de forma intensiva (Sabadell et al., 2018), a terapia da fala e da linguagem para a PBaA é tão particular e individualizada quanto o processo de avaliação da linguagem. Já em 1986, Kraetschmer destacou uma questão importante: o terapeuta deve dar prioridade à linguagem que trará o maior progresso ao paciente. Mas como é que se escolhe? Que língua deve ser reeducada?" (Chomel-Guillaume et al., 2010, p. 97), "Deve ser dada preferência a uma língua? Se sim, qual? Ou devemos encorajar o envolvimento de ambas as línguas? (Mung & Claivaz, 2016, p. 29). Ao contrário dos casos mais clássicos de afasia monolingue, a intervenção na afasia bilingue nunca foi justificada: quer por uma abordagem teórica, quer por um modelo de produção linguística (Ansaldo, Saidi & Ruiz, 2010). Sabadell et al (2018) propõem três opções possíveis de reabilitação: reabilitação de ambas as línguas, realizada ao mesmo tempo ou uma após a outra, ou reabilitação selectiva, ou seja, específica para uma língua. Ansaldo, Saidi e Ruiz (2010, citados em Durand et al., 2018, p. 42) explicam o valor da reeducação de ambas as línguas com o seguinte argumento: "se o sistema linguístico bilingue não é dois sistemas linguísticos num só, mas uma integração complexa de duas línguas num só sistema, a terapia com um PBaA deve ser feita em ambas as línguas". No entanto, a reabilitação monolingue parece ser atualmente a mais utilizada na prática clínica da terapia da fala e da linguagem em França (Jaillet, 2015). Radman, Spierer, Laganaro, Annoni e Colombo (2016) explicam este facto por três razões. Em primeiro lugar, a terapia dupla pode sobrecarregar cognitivamente o paciente e, consequentemente, induzir produções linguísticas involuntárias e patológicas

(Edmonds & Kiran, 2006; Fabbro, 2001; Kiran, Sandberg, Gray, Ascenso & Kester, 2013; Mazaux, Pradat-Diehl & Brun, 2007), ou mesmo impedir a recuperação de uma das línguas (Faroqi-Shah, Frymark, Mullen & Wang, 2010). Em segundo lugar, a reabilitação bilingue é frequentemente limitada por razões logísticas e práticas. De facto, a falta de tempo atribuído a essa reabilitação (Fabbro, 2001) e a escassez de terapeutas bilingues (Kopke, 2013) dificultam a sua implementação com sucesso. Em terceiro lugar, se partirmos do princípio de que os bilingues partilham um processamento lexical e morfossintático comum (Gollan, Montoya, Fennema-Notestine & Morris, 2005), então a terapia monolingue seria a forma mais adequada de melhorar ambas as línguas, sobretudo se os efeitos do tratamento na primeira língua se generalizarem à segunda (Faroqi-Shah et al., 2010; Kohnert, 2009). Por conseguinte, os doentes afásicos bilingues são normalmente tratados na língua dominada pelo pessoal de enfermagem e pelos terapeutas da fala e da linguagem. Para um grande número de doentes de origem imigrante, esta é a sua L2, que corresponde à sua segunda língua adquirida (Laganaro, 2014). Esta escolha de tratamento revelou-se eficaz (Laganaro, 2014) e não parece dificultar a recuperação bilingue (Kohnert, 2009). Em todos os casos, a reabilitação deve ter sempre como objetivo alcançar a comunicação mais funcional possível e basear-se nas competências preservadas do paciente, independentemente da língua que fala (Ansaldo et al., 2010). A relação do paciente com a língua, o seu ambiente de vida, as suas necessidades pessoais, familiares e socioprofissionais são factores importantes que o terapeuta da fala e da linguagem deve ter em conta (Bardyn & Martin, 2012).

3.2 Factores que influenciam a transferência interlinguística

Paralelamente a esta visão funcional da reabilitação, a questão da transferência de benefícios linguísticos entre línguas surgiu a partir dos anos 2000 (Knoph et al., 2015). Ansaldo e a sua equipa (2010, p. 310) definem a Transferência Interlinguística (TIL) como "a influência recíproca que uma língua exerce sobre outra". Esta definição revela a noção de "generalização", ou seja, será que o progresso linguístico alcançado através da reabilitação numa língua pode ter um efeito numa segunda língua? Por outras palavras, podemos esperar que uma língua melhore indiretamente, sem ter sido previamente reeducada? Se a maioria dos estudos actuais optam por introduzir apenas uma língua na reabilitação, é porque pretendem induzir mais facilmente o TIL (Faroqi-Shah et al., 2010; Kohnert, 2009) e compreender os factores subjacentes que o podem prever (Conner et al., 2018). No terreno, o TIL é útil porque os indivíduos bilingues precisam de poder utilizar as suas duas (ou mais) línguas nas actividades quotidianas; parece, portanto, necessário, se não mesmo essencial, criar todas as condições favoráveis à recuperação e/ou utilização dessas línguas (Kohnert, 2009).

Um artigo recente de Durand, Masson-Trottier e Ansaldo (2018) apresenta os vários factores com potencial para a transferência interlinguística. Em primeiro lugar, a proximidade tipológica entre duas línguas, ou seja, o seu grau de semelhança, pode entrar em jogo. O espanhol e o catalão, que são línguas próximas, ao contrário do inglês e do chinês, que são línguas distantes (Conner et al., 2018), terão, por exemplo, mais representações lexicais, morfológicas e semânticas em comum (Kopke, 2013). Esta variável pode ser explicada pelo Modelo de Processamento

Multilingue (De Bot, 2004). De facto, quando um falante escolhe falar numa língua, isso gera a ativação de elementos específicos dessa língua, mas também de elementos comuns a outras línguas. Em segundo lugar, o tipo de elementos utilizados nos protocolos terapêuticos não é um critério trivial. Ansaldo e Saidi (2014) distinguem entre palavras cognatas, que são muito semelhantes na forma sonora e visual e têm o mesmo significado, como "tigre" e "tigre"; homófonas, que são pronunciadas da mesma forma, mas têm um significado diferente, como "*sino*" e "belle"; e palavras não cognatas, que diferem na forma fonológica e no significado, como "*borboleta*" e "papillon". Goral, Rosas, Conner, Maul e Obler (2012, p. 545) especificam que os cognatos são "dois equivalentes de tradução que partilham três sons consecutivos (por exemplo, lune - *luna*) ou três consoantes (por exemplo, *cortina* - *cortina*)". De acordo com Costa, Santesteban e Cano (2005), os bilingues são mais rápidos a reconhecer, traduzir ou produzir este tipo de palavras devido à sua forte ligação lexical.

Em terceiro lugar, Durand, Masson-Trottier e Ansaldo (2018) destacam o status da língua tratada, ou seja, a competência linguística do paciente, correlacionada com a direção da transferência. De acordo com Hameau e Kopke (2015), o TIL difere conforme a língua readquirida seja maior, ou seja, a língua que apresentava melhor desempenho antes do acidente, ou menor, ou seja, a língua que apresentava menor desempenho. De acordo com o *Modelo Hierárquico Revisto (RHM*, Kroll & Stewart, 1994), "as ligações são mais fortes entre o léxico específico da L1 e os conceitos (que são partilhados entre as duas línguas do bilingue) do que entre o léxico específico da L2 e os conceitos" (Hameau, 2013, p. 89). O léxico da L1 é também mais importante do que o léxico da L2 e as ligações lexicais são mais robustas da L2 para a L1 do que vice-versa (Mung & Claivaz, 2016). O modelo de *Seleção por Proficiência (SbP) (*Schwieter & Sunderman, 2009) vai mais longe, afirmando que os bilingues com baixa proficiência em L2 (ou "bilingues não equilibrados") produzem geralmente as suas palavras a partir de empréstimos lexicais da L1. Neste caso, estão envolvidos processos de seleção da palavra-alvo e de inibição de outras palavras.

Em contrapartida, os bilingues de alto nível nas suas duas línguas (ou "bilingues equilibrados") têm um léxico bem separado na L1 e na L2, o que facilita a ativação da palavra escolhida (Mung & Claivaz, 2016). Os dois modelos esquemáticos são explicados no Anexo A. Em quarto lugar, a natureza da terapia (por exemplo, reeducar o paciente através de terapia semântica ou fonológica), não permitiria o mesmo potencial para o TIL (Durand et al., 2018). Em geral, os tratamentos que visam processos subjacentes comuns a duas línguas, como a organização semântica, seriam mais eficazes do que os tratamentos que se concentram em estruturas específicas da língua, como o léxico (Conner et al., 2018).

Por fim, a presença de um intérprete junto ao fonoaudiólogo durante a reabilitação (Croft, Marshall, Pring, & Hardwick, 2010; Durand et al, 2018), o uso da linguagem do ambiente no momento do tratamento (Goral, Rosas, Conner, Maul & Obler, 2012; Knoph et al., 2015), o grau de intensidade da terapia (Radman et al., 2016) e o estado do circuito de controlo cognitivo (Ansaldo et al., 2010; Durand et al., 2018). Estes factores, que são descritos com menos frequência, necessitam de mais publicações para confirmar a sua validade.

Na literatura, vários autores concordam que existe uma transferência da língua reeducada para a língua não reeducada, mas não de forma sistemática (Faroqi-Shah et al., 2010; Kohnert, 2009; Laganaro, 2014). Permanece em aberto o debate sobre a influência de todos os factores acima referidos. Tentaremos analisá-los mais detalhadamente na secção seguinte.

4 Objectivos da revisão da literatura

A nossa revisão da literatura tentará identificar e avaliar estudos que tenham medido a transferência interlinguística no contexto da reabilitação monolingue em bilingues com afasia. O nosso principal objetivo é identificar e relatar os vários factores que influenciam a generalização da aprendizagem. Para o efeito, o presente trabalho destacará importantes avanços científicos recentes, ao mesmo tempo que apresentará informação clinicamente relevante para a reabilitação. Atualmente, ainda não existe um consenso sobre a escolha da reabilitação para os bilingues. Esta questão insere-se, portanto, no movimento da "Prática Baseada em Evidências" (PBE), que utiliza dados objectivos de investigação para ajudar os clínicos a fazerem a melhor escolha terapêutica para os seus pacientes.

II Método

A pesquisa bibliográfica foi realizada de setembro de 2018 a janeiro de 2019. Foi então realizada uma revisão sistemática da literatura utilizando a metodologia precisa de Zaugg, Savoldelli, Sabatier e Durieux (2014), detalhada abaixo.

1 Definição da questão de investigação e dos critérios de elegibilidade

1.1 Contexto do estudo e questão de investigação

Num mundo globalizado, os terapeutas da fala e da linguagem estão cada vez mais expostos a populações bilingues com várias perturbações cognitivas e comunicativas, incluindo a afasia. O foco da reabilitação com pacientes bilingues é um verdadeiro desafio; o objetivo é encorajar o máximo de produção linguística possível, de modo a conseguir uma comunicação o mais funcional possível. A questão de investigação foi construída com base neste contexto teórico. No presente estudo, o objetivo é examinar o valor da terapia da fala monolingue no tratamento da afasia bilingue em adultos e analisar mais de perto os factores que podem influenciar a transferência de benefícios da língua reeducada para a língua não reeducada. Esta questão de investigação, ponto de partida de uma abordagem iterativa e recursiva, permitiu estabelecer critérios rigorosos com vista a definir o âmbito da investigação.

1.2 Critérios de elegibilidade

Os artigos selecionados tinham de cumprir determinados critérios de inclusão em três domínios: tipo de estudo, tipo de população estudada e tipo de intervenção realizada. Mais especificamente, no domínio do tipo de estudo, os critérios foram os seguintes: 1) publicação entre 2000 e 2018, 2) fonte de publicação válida cientificamente reconhecidos pelos pares, 3) escritos em inglês, francês ou português, 4) enquadramento metodológico científico preciso dos artigos de investigação de acordo com o procedimento: resumo / método / resultados / discussão / conclusão, 5) estudo de caso único, estudo de caso múltiplo, meta-análise, revisão da literatura ou literatura cinzenta. No que diz respeito ao tipo de população estudada, todos os artigos selecionados cumpriram os seguintes critérios: 1) paciente adulto, 2) paciente bilingue ou multilingue, 3) paciente com afasia devido a uma lesão cerebral diagnosticada. Por fim, no que respeita ao aspeto da intervenção, as nossas exigências diziam respeito a : 1) precisão da reabilitação: tipo e frequência dos cuidados, escolha da língua utilizada no tratamento, áreas visadas pelo tratamento, 2) precisão dos resultados diretos e indirectos do tratamento: avaliação do progresso terapêutico e transferência interlinguística (TIL). A tipologia linguística e a região geográfica abrangidas pelos estudos não foram utilizadas como critérios de seleção, sob pena de excluir demasiados recursos e enviesar os resultados.

2 Implementação da estratégia de investigação e seleção de estudos

2.1 Fontes de dados bibliográficos

A literatura foi recolhida em francês e inglês a partir de várias fontes, para tornar a pesquisa tão exaustiva quanto possível. Os tipos de publicações pesquisados foram estudos de casos experimentais (únicos e múltiplos), revisões da literatura e meta-análises. Em setembro de 2018, uma primeira pesquisa avançada no motor de busca Google Scholar permitiu-nos sondar a profundidade dos resultados sobre o nosso tema e a adequação das palavras-chave. Apareceram 643 resultados no período de 2000-2018, incluindo as palavras-chave em inglês "*aphasia*", "*bilingualism*", "*cross-linguistic* transfer" e excluindo o conceito "*children*". A literatura foi progressivamente pesquisada e obtida através de bases de dados científicas e médicas (PubMed, ScienceDirect, LiSSa), bases de dados académicas (Sudoc) e bases de dados de terapia da fala e da linguagem (ASHA). Para além disso, um número mais reduzido de referências foi encontrado através da pesquisa de bibliografias do DRTO (Dossier de Reflexion Thematique en Orthophonie) ou de artigos lidos anteriormente. Finalmente, terceiros (diretor de dissertação, colega de turma, terapeuta da fala/investigador) indicaram-nos recursos adicionais, disponíveis em HAL (Hyper Articles en Ligne), ResearchGate e Taylor and Francis Online, entre outros. As caraterísticas gerais das várias bases de dados são apresentadas no Anexo B.

2.2 Estratégias de interrogação da base de dados e seleção de estudos

A primeira fase da dissertação bibliográfica consistiu em traduzir a questão de investigação em palavras-chave.

(afasia), '*rehabilitation'* (reeducação) e '*multilingualism*' (multilinguismo). Estas palavras conceptuais combinadas com operadores booleanos (AND, OR, NOT) e outras palavras-chave ou expressões como 'bilingualism', 'cross-linguistic transfer' e '*children*' resultaram numa equação de pesquisa inicial testada na PubMed. Foi efectuada uma pesquisa simples ou avançada de acordo com as bases de dados. Foram utilizados filtros para a data de publicação dos artigos (2000-2018) e o tipo de artigo (artigos de investigação). Os detalhes das palavras-chave, os métodos de pesquisa utilizados para cada base de dados e os resultados obtidos estão disponíveis no Anexo C. No total, esta revisão sistemática da literatura inclui vinte e seis documentos e, mais precisamente, treze estudos de caso único, seis revisões da literatura, cinco estudos de caso múltiplos, uma discussão retrospetiva de um estudo de caso único e um artigo composto por uma revisão da literatura e um estudo de caso único.

3 Extração de dados

De setembro de 2018 a março de 2019, o histórico de pesquisa foi documentado e implementado numa tabela *de fontes*, incluindo a data de pesquisa do artigo, o título, o(s) autor(es), o ano de publicação, a fonte de publicação e o sector disciplinar associado, a estratégia de interrogação da fonte, a fiabilidade da fonte, o tipo de estudo e a língua de publicação. Finalmente, para poder encontrar facilmente estas referências, foram anotadas as palavras-chave do artigo, o URL do documento e o DOI *(Digital Object Identifier)*. Ao mesmo tempo, foi preenchida uma grelha de leitura após a leitura de cada artigo previamente selecionado. A informação recolhida foi atribuída a diferentes rubricas em relação à pergunta original. A primeira coluna (autor / ano / fonte / título do estudo / objectivos) apresenta o estudo na sua globalidade. A segunda coluna centra-se especificamente na metodologia, apresentando a população estudada e o protocolo de intervenção utilizado. Por fim, a terceira e última coluna apresenta os resultados diretos e indirectos da intervenção, e depois as conclusões do estudo e eventuais limitações. Esta grelha de leitura detalhada permitiu fornecer todos os dados necessários para a sua análise. Um exemplo destes dois documentos está disponível nos anexos D e E.

Finalmente, a recolha e a gestão dos resultados foram facilitadas pela utilização do Zotero, um software de gestão de referências bibliográficas. A recolha de dados foi consolidada à medida que a investigação avançava. Uma vez recuperados, os artigos foram desduplicados, classificados, os campos em falta foram preenchidos e a sua notação harmonizada.

4 Avaliação da qualidade metodológica dos estudos

4.1 Estudos de casos únicos e múltiplos

A grelha de Santiago-Delefosse (2004) apresentada no Apêndice F foi utilizada para reavaliar qualitativamente os estudos de caso únicos e múltiplos. Cada artigo foi analisado individualmente e classificado de acordo com 22 critérios. A pontuação obtida foi depois traduzida numa percentagem de qualidade metodológica. A média dos dezanove estudos de caso selecionados foi de 80%. O estudo de Croft, Marshall, Pring e Hardwick (2010) obteve a percentagem de qualidade mais elevada, com uma pontuação de 100%. Em contrapartida, os estudos de Knoph (2013) e de Goral, Levy e Kastl (2007) obtiveram apenas 32% e 41%, respetivamente. Com muito poucas referências teóricas e explicações metodológicas, estes últimos estudos assemelham-se mais a versões princeps ou a pequenos resumos do que a estudos originais. Apesar das suas baixas percentagens, estes dois estudos sucintos foram mantidos na revisão sistemática da literatura, na ausência das suas versões originais e mais exaustivas.

4.2 Revisões da literatura

Em primeiro lugar, a leitura das revisões da literatura foi facilitada pela grelha colectiva PRISMA (Moher, Liberati, Tetzlaff, Altman & the PRISMA Group, 2009). Em segundo lugar, a sua qualidade metodológica foi analisada de acordo com a lista R-AMSTAR revista (Kung et al., 2010), adaptada da grelha AMSTAR inicial (Shea et al., 2007). Onze perguntas pontuam de 0 a 4 pontos cada uma sobre o processo de seleção dos estudos, as caraterísticas dos estudos selecionados, a avaliação da qualidade dos estudos e a metodologia utilizada para a análise estatística (Zaugg et al., 2014). Após a análise, foi atribuída uma pontuação final de 44 pontos e uma percentagem correspondente a essa pontuação. Os resultados das nossas análises, reproduzidos no Anexo G, mostram uma média de 45% de qualidade metodológica para os sete recursos. A revisão de menor qualidade foi a de Lorenzen e Murray (2008), com 32%. Em contrapartida, Faroqi-Shah et al (2010) obtiveram uma taxa de 75%. Apesar de uma média geral de qualidade inferior a 50%, todas as revisões de literatura analisadas foram mantidas na bibliometria final por duas razões. Em primeiro lugar, todas elas continham pelo menos um artigo que correspondia aos nossos critérios de inclusão e que podia fornecer informações significativas sobre a nossa questão de investigação. Em segundo lugar, todas elas forneciam uma perspetiva clínica relevante, ou mesmo recomendações de boas práticas no tratamento de afásicos bilingues.

III Resultados

1 Resultados da pesquisa sistemática

Somando os recursos obtidos das bases de dados (n= 177) e de outras fontes (n= 11), identificámos um total de 188 estudos. Após a remoção dos duplicados (n= 10), iniciou-se a análise manual de 178 documentos. Uma primeira seleção através da leitura dos resumos, da análise das palavras-chave e da aplicação dos critérios de pesquisa resultou na eliminação de 148 artigos. Os motivos de exclusão foram os seguintes: ausência de pacientes bilingues, ausência de afasia diagnosticada, ausência de menção de terapia da fala, ausência de menção de transferência interlinguística ou uma combinação de todos estes motivos. Uma segunda seleção foi feita com base na leitura integral dos trinta artigos elegíveis restantes. No final, vinte e seis artigos foram incluídos na revisão da literatura. Um fluxograma, documentado no Anexo H, resume as principais etapas do processo de seleção.

2 Caraterísticas dos estudos

O desenho destes vinte e seis estudos é heterogéneo, com treze estudos de caso único (50%), seis revisões da literatura (23%), cinco estudos de caso múltiplos (19%), dois artigos diversos (8%) identificados como uma discussão de um estudo de caso único e um artigo misto que combina uma revisão teórica da literatura e um estudo de caso único. No período de 2000-2018, seis estudos (23%) foram publicados antes de 2009 e vinte estudos (77%) depois, o que demonstra um interesse crescente pelo tema. Quase todas as publicações selecionadas (92%) foram escritas e publicadas em inglês, com apenas 8% em francês. Não foram obtidas referências em português. Todos os estudos listados foram publicados em revistas ou jornais reconhecidos pela comunidade científica. Nenhum recurso de literatura cinzenta, como dissertações, teses ou relatórios de conferências, visava especificamente o nosso tema. Além disso, as referências secundárias, conhecidas como referências de segunda mão, foram obtidas através de revisões de literatura. Eliminando os estudos já analisados individualmente ou que não puderam ser recuperados de bases de dados e publicações anteriores a 2000, chegámos a um total de trinta estudos elegíveis para o nosso tema. Uma vez eliminadas as duplicações, doze estudos experimentais foram finalmente explorados desta forma (ver Anexo I).

3 Caraterísticas dos participantes

Os adultos com afasia bilingue ou multilingue representaram a população do estudo. Tendo em conta os estudos de caso único e múltiplo e os outros doze estudos extraídos das revisões da literatura, a distribuição etária variou entre 17 anos para um dos sujeitos em Conner et al. (2018) e 88 anos nos estudos de Kiran, Grasemann, Sandberg e Miikkulainen (2013) e Kiran, Sandberg et al. (2013). A idade média é de 57 anos e 5 meses e a distribuição dos sujeitos é homogénea, com 29 mulheres e 25 homens. Existe uma grande diversidade de línguas estudadas, incluindo as línguas românicas (francês, espanhol, catalão, italiano, friulano), celtas (galês), germânicas (inglês, alemão, suíço-alemão, norueguês, neerlandês, russo, esloveno, flamengo), indo-iranianas (persa, bengali), sino-tibetanas (chinês), chamito-semíticas (árabe, hebraico) e japonesas (EOLE, 2003). Os casos de bilinguismo inglês-espanhol são os mais frequentemente citados.

4 Caraterísticas das intervenções

Os protocolos experimentais tiveram início entre seis meses (Kiran, Grasemann et al., 2013) e oito anos (Faroqi-Shah et al., 2010) após a lesão cerebral do paciente. Antes de cada intervenção de terapia da fala, todas as línguas do paciente foram sistematicamente avaliadas. A utilização de testes derivados de baterias de terapia da fala, calibrados com tarefas que avaliam a expressão e a compreensão, ou de questionários de autoavaliação, permitiu conhecer as competências linguísticas do paciente e, a fortiori, o seu perfil afasiológico. A natureza da terapia da fala variou consideravelmente entre os estudos. Pode ser uma terapia fonológica, uma terapia semântica geral ou uma terapia semântica mais específica (*SFA - Semantic Feature Analysis,* Boyle & Coehlo, 1995) e, muito frequentemente, uma combinação das duas. Algumas formas de reabilitação têm visado uma área específica, como a anomia (*CIAT - Constraint Induced Aphasia Therapy,* Pulvermuller et al. 2001; *SBTT - Switch Back Through Translation*, Ansaldo et al., 2010), a fluência (*ORLA - Oral Reading for Language in Aphasia*, Cherney, 2004), a leitura ou as palavras cognitivas. Finalmente, numa perspetiva mais ecológica, alguns autores optam por uma abordagem abrangente, com um enfoque cognitivo ou comunicativo (*PACE - Promoting Aphasics' Communicative Effectiveness*, Davis & Wilcox, 1981). Praticada de forma intensiva, com várias sessões por semana, a reabilitação durava entre duas semanas (Marangolo, Rizzi, Peran, Piras & Sabatini, 2009) e seis meses (Filiputti, Tavano, Vorano, De Luca & Fabbro, 2002, citado em Kohnert, 2009). Também podia ser interrompida com base num critério de eficácia do sujeito; por exemplo, até o paciente atingir 80% de precisão nos itens visados pelo protocolo. A terapia foi efectuada numa das línguas dominadas pelo paciente, ou seja, a sua língua materna (L1) ou uma das suas outras línguas (L2, L3 ou L4). Para determinar a influência linguística e cruzar os resultados, não é raro que várias línguas tenham sido tratadas sucessivamente no mesmo doente, ou que vários doentes do mesmo estudo tenham sido avaliados em línguas diferentes. Todos os estudos referiram a presença de, pelo menos, um terapeuta da fala e da linguagem bilingue ou multilingue a efetuar a avaliação linguística pré-tratamento, a reabilitação da fala e da linguagem e a avaliação linguística pós-tratamento. Apenas Croft et al (2010) relataram o envolvimento de vários assistentes que falavam bengali sob a supervisão do SLT principal, que era também o investigador do estudo.

5 Resultados das intervenções

5.1 Estudos que demonstram a ausência de generalização para a língua não tratada

A generalização dos benefícios da língua reeducada para a língua não reeducada, ausente ou não significativa, foi registada em vários estudos. Na sequência de uma terapia administrada em L2 (alemão/inglês/francês) a cada um dos respectivos participantes, Meinzer, Obleser, Flaisch, Eulitz e Rockstroh (2007), Miller Amberber (2012) e Radman et al. (2016) relatam efeitos limitados apenas à língua tratada. Assim, o desempenho dos pacientes na L1 (respetivamente: francês/francês/persa) não melhorou. Ansaldo et al (2010), por sua vez, demonstraram uma notável ausência de melhoria em espanhol, a segunda língua (L2), após o tratamento em inglês, a língua materna do sujeito (L1). Alguns autores realizaram reabilitações sucessivas em várias línguas: em espanhol e depois em inglês para o participante de Galvez e Hinckley (2003), em suíço-alemão e depois em francês para o participante de Mung e Claivaz (2016). Após cada sessão, ambos os pacientes progrediram apenas na língua visada pela terapia, o que atesta os efeitos diretos do tratamento e não os efeitos indirectos. Noutros casos, a ausência de TIL foi agravada pela pejoração de uma das línguas do paciente. Num paciente de 56 anos com afasia paralela em ambas as línguas, o desempenho em espanhol (L1) no BAT regrediu ao mesmo tempo que melhorou em italiano (L2), a língua de tratamento (Abutalebi, Rosa, Tettamanti, Green & Cappa, 2009). Da mesma forma, o desempenho em inglês (L2) foi negativamente afetado pelo tratamento em persa (L1), em comparação com o desempenho inicial num paciente afásico trilingue persa-alemão-inglês (Goral, Naghibolhosseini & Conner, 2013). Em alguns estudos de casos múltiplos, a ausência de TIL é notável para a maioria dos participantes. Por exemplo, em um estudo realizado por Kiran e Roberts (2010) com dois bilíngues francês (L1)-inglês (L2) e dois bilíngues espanhol (L1)-inglês (L2), não ocorreu TIL de L2 para L1 em três participantes. Em uma grande amostra de 17 bilíngues nativos de espanhol e inglês com afasia secundária a acidente vascular cerebral, o TIL estava longe de ser a maioria: ocorreu em apenas três (Kiran, Grasemann et al., 2013) e seis pacientes (Kiran, Sandberg et al. (2013).

5.2 Estudos que demonstram a presença de generalização para a língua não processada

A transferência de conhecimentos para a língua não tratada raramente é total. Pelo contrário, é parcial, dependendo de uma série de factores distintos que apresentaremos a seguir.

5.2.1 Generalização em função do estatuto linguístico

Edmonds e Kiran (2006) referem que as transferências L1 ■> L2 ou L2 ■> L1 não são equivalentes. Por isso, quiseram estudar os padrões de generalização interlinguística em três bilingues inglês-espanhol com afasia. O primeiro paciente era igualmente proficiente em ambas as línguas antes da afasia. Após o processamento semântico em espanhol, foi observada a generalização interlinguística. O segundo e o terceiro participantes, ambos com um melhor domínio do inglês do que do espanhol, apresentaram um TIL em inglês após a reabilitação semântica em espanhol. Curiosamente, a segunda participante também foi submetida a um processamento semântico na sua língua principal (inglês), o que não resultou numa generalização para a sua língua secundária (espanhol). Embora diferentes, estes padrões de resultados são sempre coerentes com o nível de competência linguística pré-mórbida de cada participante. Vários estudos confirmam esta tendência. Um bilingue tardio de 57 anos que recebeu tratamento em hebraico (L2) melhorou em hebraico e ainda mais em russo, a sua língua materna e principal (Gil & Goral, 2004). Depois de proporem uma terapia semântica na língua mais fraca (L2 - inglês), Kiran e Iakupova (2011) observaram uma melhoria nos itens treinados na língua mais forte, que não tinha sido diretamente treinada (L1 - russo). Knoph (2010) relata que a generalização ocorreu em árabe, a língua mais competente (L1), após terapia semântica e fonológica em inglês (L2). O paciente quadrilíngue de Goral, Rosas, Conner, Maul e Obler (2012) não apresentou TIL do espanhol, sua língua de alta proficiência, para o alemão, inglês ou francês, suas três línguas de menor proficiência. Na sequência do trabalho de Edmonds e Kiran (2006) sobre a ligação entre bilinguismo equilibrado e TIL, Marangolo et al (2009) propuseram a uma paciente com elevada proficiência em flamengo e italiano uma terapia para melhorar o seu défice de palavras. Após duas semanas de reabilitação em italiano, os resultados mostraram um aumento significativo no desempenho numa tarefa de nomeação em L2 e L1. Kurland e Falcon (2011) descobriram o mesmo: a sua paciente com um elevado nível de educação, proficiente em espanhol (L1) e francês (L2), melhorou em ambas as línguas após três fases de tratamento (espanhol, inglês e misto). Um estudo muito recente (Conner et al., 2018) analisou a interação entre sete línguas num único paciente. Este homem de 65 anos beneficiou de um protocolo geral para melhorar a produção oral, ministrado em neerlandês, a sua língua materna. Após 40 horas de terapia, ele mostrou uma generalização significativa em alemão, francês, inglês e italiano, as quatro línguas em que ele tinha o melhor domínio antes do derrame; e muito menos generalização em espanhol e norueguês, suas duas línguas de menor domínio. Pelo contrário, outros estudos mostraram casos de TIL que ocorrem de acordo com a dominância linguística pós-mórbida. Os três casos de TIL relatados por Croft et al (2010) ocorreram após o processamento da língua mais proficiente (L1 - Bengali) para a língua menos proficiente (L2 - Inglês) após o AVC.

Nos falantes de mais de duas línguas, o TIL pode permanecer incerto ou mesmo imprevisível. Filiputti et al (2002) relatam o caso de um homem quadrilingue com afasia de Wernicke. Após seis meses de tratamento em italiano (L2), os seus resultados no BAT aumentaram em friuliano (L3) e inglês (L4). No entanto, o TIL não ocorreu em esloveno (L1). A fase de re-teste quatro anos mais tarde mostrou que os ganhos em L2, L3 e L4 se mantiveram e que L1 mostrou uma pejoração. Do mesmo modo, foi registada uma generalização dos ganhos da L2 para a L3, mas não da L2 para a L1, num doente trilingue hebraico-inglês-francês que recebeu um tratamento duplo em inglês. O primeiro visava as construções gramaticais e o segundo a anomia (Goral et al., 2007). Outros casos de transferência parcial do mesmo tipo foram relatados por Miertsch, Meisel e Isel (2009), Goral et al. (2012), Knoph (2013) e Knoph et al. (2015).

Em cada caso, os resultados mostram uma possível transferência entre as segundas línguas (L2 para L3, L3 para L2 e L4, L4 para L2 e L3, por exemplo), mas limitada ou mesmo inexistente na direção da língua materna (L1).

5.2.2 Generalização em função da proximidade tipológica das línguas

Alguns resultados mostram uma clara vantagem do TIL entre línguas da mesma família em pacientes que falam três ou mais línguas. É o caso entre o inglês e o francês, por oposição ao hebraico (Goral et al., 2007), entre o espanhol e o catalão, por oposição ao chinês (Dieguez-Vide, Gich-Fulla, Puig-Alcantara, Sanchez-Benavides, & Pena-Casanova, 2012), entre o inglês e o francês, por oposição ao alemão (Miertsch et al, 2009) ou entre norueguês, alemão e inglês, por oposição ao japonês (Knoph, 2013; Knoph et al., 2015). Do mesmo modo, Kohnert (2004) e Kiran e Roberts (2010) associam o sucesso do TIL entre inglês e espanhol e entre francês e espanhol à proximidade das línguas envolvidas.

Resultados contraditórios, como os de Conner et al. (2018), mostraram um TIL muito mais pregnante entre línguas dissimilares (do holandês ao francês, por exemplo) e menos convincente entre línguas tipologicamente próximas (do holandês ao alemão, por exemplo). O TIL também foi encontrado entre pares de línguas muito diferentes, como o italiano e o flamengo (Marangolo et al., 2009), o árabe e o inglês (Knoph, 2010) ou o bengali e o inglês (Croft et al., 2010).

5.2.3 Generalização em função da abordagem terapêutica

Como já foi referido, o tratamento fonoaudiológico da afasia pode ser efectuado através de diferentes abordagens. Uma comparação dos resultados obtidos entre dois tratamentos muito diferentes foi relatada por Croft et al. (2010). Cinco participantes foram submetidos primeiro a um tratamento semântico (tarefas de associação semântica, perguntas funcionais, evocação de definições, terapia SFA) e depois a um tratamento fonológico (tarefas de repetição de itens-alvo na presença de imagens, indigenização fonológica, julgamento do ritmo, contagem de sílabas, julgamento do fonema inicial) durante um período total de 10 horas, em inglês e bengali. O teste de nomeação pós-teste mostrou uma ausência de TIL após a indigenização fonológica, enquanto a indigenização semântica provocou TIL para três dos cinco participantes. Knoph et al (2015) encontraram generalização parcial de verbos, caraterísticas sintáticas e discursivas em duas línguas não processadas após o processamento semântico com SFA. Em geral, muitos autores observaram a possibilidade de transferência para a língua não repetida após uma intervenção que inclui uma abordagem semântica parcial ou total (Ansaldo & Saidi, 2014; Edmonds & Kiran, 2006; Goral et al, 2012; Hameau & Kopke, 2015; Kiran, Grasemann, et al., 2013; Kiran & Iakupova, 2011; Kiran & Roberts, 2010; Kiran, Sandberg, et al., 2013; Knoph, 2013; Kohnert, 2004).

Na sua revisão da literatura, Lorenzen e Murray (2008) referem resultados conclusivos do TIL quando o tratamento visa representações linguísticas partilhadas entre línguas. Foi o caso de um paciente bilingue que beneficiou de um tratamento de reabilitação para a alexia (Laganaro & Overton Venet, 2001). A transferência do espanhol (L1) para o inglês (L2) foi conseguida para processos comuns - como a tarefa de decisão lexical -, enquanto processos específicos - como a leitura em voz alta de palavras e não-palavras - apenas resultaram em benefícios limitados à língua tratada (Kohnert, 2009; Laganaro, 2014). Da mesma forma, Conner et al (2018) usaram a terapia ORLA visando a fluência global; e, como esperavam, o progresso na língua tratada foi parcialmente transferido para outras línguas.

5.2.4 Generalização em função do tipo de elementos utilizados na terapia

Em 2004, Kohnert propôs-se determinar as condições de transferência dos ganhos interlinguísticos num homem de 67 anos que sofria de afasia motora transcortical grave nas suas duas línguas. Foi aplicado um protocolo linguístico de duas semanas, tanto em espanhol como em inglês. O objetivo era nomear vinte imagens compostas por dez palavras cognatas e dez palavras não cognatas. O tratamento, realizado em espanhol (L1), mostrou um TIL em inglês (L2), manifestando-se apenas para imagens contendo palavras cognatas. Um estudo anterior (Lalor & Kirsner, 2001) chegou a conclusões semelhantes depois de observar um desempenho muito melhor dos cognatos em tarefas de nomeação e decisão lexical em italiano e inglês. A vantagem dos cognatos foi demonstrada por outros autores. Por exemplo, um falante bilingue altamente proficiente seguiu um protocolo lexical e mostrou melhorias para palavras inglesas não tratadas traduzidas de palavras cognatas galesas tratadas. Não foram encontradas melhorias para palavras inglesas não processadas traduzidas de palavras galesas não cognatas processadas (Hughes, Roberts & Tainturier, 2012). Em tarefas de nomeação apresentadas a outro falante multilingue, as palavras cognatas na língua processada foram mais frequentemente corretas do que incorrectas nas línguas não processadas, em comparação com palavras não cognatas na língua processada (Goral et al., 2012). No entanto, outros estudos mostram resultados mais contrastantes e até contraditórios. Por exemplo, Kurland e Falcon (2011) testaram os efeitos de uma terapia de nomeação intensiva em três fases (espanhol, inglês e misto) na generalização intra e interlinguística de palavras cognatas e não cognatas numa mulher com afasia expressiva crónica e grave. Concluíram que, em média, em todas as condições de treino, a precisão da nomeação era superior para as palavras não-cognatas em comparação com as palavras cognatas. Esta inibição dos cognatos ocorreu bidireccionalmente entre a L1 e a L2. Por fim, numa perspetiva mais neutra, Hameau e Kopke (2015) não encontraram diferenças significativas entre palavras cognatas e não cognatas parcialmente transferidas do francês (L3) para o alemão (L1) após três semanas de tratamento léxico-semântico intensivo.

5.2.5 Generalização em função de outros factores

A questão dos efeitos da terapia com um mediador que actua como intérprete entre o clínico e o paciente tem sido frequentemente levantada. Para Croft et al (2010), os resultados positivos em Bengali mostram que a reabilitação por um terceiro supervisionado por um terapeuta da fala é eficaz. Faroqi-Shah et al (2010) não apresentam conclusões suficientemente claras sobre esta questão. Por outro lado, poucos autores estudaram a influência da linguagem ambiental no TIL. Num estudo realizado em Nova Iorque com um paciente afásico poliglota, Goral et al (2012) relataram grandes melhorias diretas após a fase de tratamento em inglês, em comparação com pequenas alterações após a fase de tratamento em espanhol. Eles também atribuíram o TIL parcial em francês e alemão ao ambiente linguístico, sem fornecer qualquer explicação adicional. Knoph et al (2015) não encontraram nenhuma relação entre a terapia na língua do ambiente do paciente e o TIL parcial nas outras três línguas. No que diz respeito à frequência da reabilitação, Marangolo e a sua equipa (2009) relataram um TIL robusto após uma terapia intensiva de duas horas por dia, cinco dias por semana, durante quinze dias. Por último, a lesão do circuito de controlo cognitivo impediu a generalização das competências do espanhol para o inglês no paciente de Ansaldo et al. (2010). Além disso, surgiram consequências linguísticas adversas, como misturas linguísticas não intencionais e traduções erróneas, que dificultaram a comunicação.

IV Debate

O objetivo desta dissertação foi analisar os efeitos indirectos da terapia da fala monolingue num afásico bilingue. Mais especificamente, o objetivo era identificar os diferentes factores que influenciam a generalização da aprendizagem da língua tratada para a língua não tratada. Uma pesquisa bibliográfica sistemática conduziu à seleção de vinte e seis documentos. Uma análise meticulosa de cada estudo permitiu identificar os factores que promovem ou inibem a transferência interlinguística (TIL). Os resultados que comprovam a ocorrência de TIL serão apresentados e discutidos, em relação aos elementos teóricos evocados na primeira parte. Por fim, serão apresentadas as limitações desta revisão de literatura e as perspectivas clínicas para a prática da terapia da fala e da linguagem.

1 Discussão dos principais resultados

1.1 Influência do estatuto da língua

Edmonds e Kiran (2006) foram os primeiros a demonstrar diferentes casos de generalização interlinguística, mas estes dependiam individualmente das suas competências linguísticas pré-mórbidas. Os seus resultados iniciais são coerentes com o modelo RHM (Kroll & Stewart, 1994), que mostra ligações mais fortes entre o sistema concetual semântico e a língua mais proficiente (geralmente L1) do que entre o sistema concetual e a língua menos proficiente (geralmente L2). Por outro lado, se retomarmos o princípio da dependência linguística nos bilingues sem equilíbrio (Schwieter & Sunderman, 2009), o acesso a uma língua menor faz-se através de uma língua maior. Assim, a reeducação da língua mais fraca reforça as ligações pré-existentes entre ela e a língua mais forte e, em última análise, melhora ambas as línguas (Kiran & Iakupova, 2011). Por outro lado, o tratamento é mais facilmente conducente ao TIL em bilingues equilibrados de alto nível, independentemente da língua alvo da reabilitação (Edmonds & Kiran, 2006), porque os léxicos da L1 e da L2 tendem a sobrepor-se (Ansaldo & Saidi, 2014; Faroqi-Shah et al., 2010). No estudo de Croft et al. (2010), a transferência ocorreu na direção oposta, ou seja, a terapia na língua mais forte beneficiou a língua mais fraca, sem que os autores consigam explicar claramente a origem deste facto. Esta segunda teoria é mais restritiva para a prática clínica, uma vez que a língua materna do paciente pode não ser falada, ou mesmo conhecida, pelo terapeuta da fala e da linguagem (Croft et al., 2010).

Em suma, enquanto um grande número de estudos e revisões da literatura forneceram provas sólidas de que o domínio da língua antes do acidente modula o TIL, existem menos estudos sobre o impacto do domínio da língua após o acidente. Em todos os casos, a consideração do estado linguístico realça a importância de avaliar as competências pré-mórbidas através de questionários subjectivos (*LEAP-Q - Language Experience and Proficiency Questionnaire*, Marian, Blumenfeld, & Kaushanskaya, 2007; *LHQ - Language History Questionnaire*, Li, Sepanski, & Zhao, 2006) e as competências pós-mórbidas (Ansaldo & Saidi, 2014; Durand et al., 2018). Nickels, Hameau, Nair, Barr e Biedermann (2019) recordam a importância da utilização de instrumentos de avaliação comparáveis entre línguas, como o BAT.

1.2 Influência da proximidade tipológica das línguas

Partindo do princípio de que as línguas da mesma família partilham representações

linguísticas por serem descendentes da mesma língua-mãe, parece coerente que permitam uma maior transferência interlinguística (Kopke, 2013). Os resultados neste sentido (Dieguez-Vide et al., 2012; Goral et al., 2007; Knoph, 2013; Knoph et al., 2015; Miertsch et al., 2009) apoiam o modelo geral de produção linguística em bilingues (De Bot, 2004) e confirmam que outras línguas podem estar activas em diferentes graus, simultaneamente com a língua escolhida pelo falante num determinado momento. Supõe-se que a interferência seja mais frequente e mais numerosa entre as línguas nativas, porque é mais provável que elas dependam de processamento semelhante (Kopke, 2013). Segundo Murphy (2003, citado em Dieguez-Vide et al., 2012), a tipologia linguística é uma das variáveis mais importantes na ocorrência do TIL em bilingues.
Resultados contraditórios (Conner et al., 2018; Croft et al., 2010; Knoph, 2010; Marangolo et al., 2009) indicam que a transferência é possível entre línguas muito distantes. De facto, as semelhanças linguísticas colocariam as línguas próximas em competição e torná-las-iam menos propícias ao aparecimento de TIL (Conner et al., 2018). As discussões são mais contrastadas nas revisões de literatura estudadas. Em suma, enquanto Ansaldo e Saidi (2014) e Khachatryan et al. (2016) mencionam a tipologia linguística como um fator que favorece o TIL, Faroqi-Shah et al. (2010) revelam que ela tem muito pouco efeito diferencial sobre os resultados. Por fim, Mosca (2017) aconselha a utilização desta variável com indivíduos trilingues ou poliglotas, com o objetivo de evidenciar diferentes padrões de recuperação linguística, em função da proximidade tipológica com a língua reeducada. Recomendações clínicas recentes sugerem que os terapeutas da fala e da linguagem avaliem a proximidade estrutural das línguas dos seus pacientes utilizando livros didácticos específicos; e possivelmente recorram a um intérprete se as línguas estiverem estruturalmente distantes (Durand et al., 2018).

1.3 Influência da abordagem terapêutica

Os modelos teóricos da produção da linguagem prevêem que a TIL é possível utilizando abordagens semânticas e fonológicas (Croft et al., 2010). No entanto, a literatura mostra que a utilização da terapia semântica é mais suscetível de conduzir a uma melhoria nos itens tratados (benefícios diretos), a possíveis generalizações intra e inter-linguísticas (benefícios indirectos), e à manutenção da aquisição ao longo do tempo (Faroqi-Shah et al., 2010). A hipótese de que o processamento semântico é mais propício ao TIL do que o processamento fonológico foi total ou parcialmente confirmada por Ansaldo e Saidi (2014), Croft et al. (2010) e Knoph et al. (2015). Uma vez que se pensa que os aspectos semânticos são comuns às línguas de um multilingue (Croft et al., 2010), a ativação de um conceito numa língua escolhida estende-se simultaneamente a dois léxicos separados nas duas línguas (Kiran & Iakupova, 2011) e, assim, ativa palavras semanticamente relacionadas nessas línguas (Knoph et al., 2015). O impacto de uma intervenção dirigida ao sistema semântico, como a SFA, é benéfico, apesar da variabilidade interindividual que, por vezes, dificulta a interpretação dos resultados (Kiran & Roberts, 2010). Inicialmente desenvolvida para a recuperação lexical, a SFA tem sido estudada maioritariamente com substantivos (Edmonds & Kiran, 2006; Kiran & Iakupova, 2011; Kiran & Roberts, 2010; Mung & Claivaz, 2016). O reforço dos verbos em línguas não processadas é, portanto, uma descoberta importante atualmente. Se o processamento de verbos pela SFA influenciar favoravelmente diferentes níveis linguísticos, mereceria ser reutilizado no futuro noutros contextos linguísticos e poderia emergir como um tratamento promissor para a PBaA (Knoph et al., 2015). De acordo com as conclusões de Laganaro e Overton Venet (2001), o TIL ocorre apenas quando os processos comuns às línguas envolvidas são visados na terapia (ou seja, quando uma tarefa requer as mesmas estratégias em ambas as línguas). Pelo contrário, os benefícios linguísticos são limitados à língua que está a ser tratada quando o tratamento envolve elementos lexicais ou sintácticos específicos dessa língua.

Jaillet (2015) justifica esta situação com o facto de os bilingues não terem necessariamente o mesmo léxico nas suas duas línguas, porque o utilizam de forma diferente na vida quotidiana. Assim, a reeducação de um léxico específico numa língua terá pouco ou nenhum efeito de transferência se esse mesmo léxico não tiver sido utilizado anteriormente na outra língua. É evidente que as estratégias de focalização partilhadas pelas línguas promovem o TIL (Lorenzen & Murray, 2008). Galvez e Hinckley (2003) e Conner et al. (2018) recomendam, portanto, que pesquisas futuras usem tratamentos mais gerais, como SFA e ORLA.

1.4 Influência dos elementos utilizados na terapia

Três padrões de TIL são observados após o uso de "equivalentes de tradução" (palavras cognatas) na terapia bilíngue: um efeito facilitador dos cognatos, um efeito inibidor dos cognatos ou nenhum efeito (Hameau, 2013). Em primeiro lugar, a vantagem dos cognatos na PBaA, a mais frequentemente encontrada nos estudos, confirma os elementos teóricos de Costa et al. (2005). Estes últimos analisaram e discutiram o estudo de Kohnert (2004), explicando que o "efeito cognato" na produção discursiva bilíngue tem origem na interdependência dos níveis lexical e fonológico. Em primeiro lugar, quando uma palavra é produzida, haveria uma ativação fonológica da palavra-alvo na língua desejada, mas também da sua tradução para a segunda língua. O conteúdo fonológico seria, portanto, ativado a partir de duas fontes. Em segundo lugar, a ativação da informação fonológica afectaria o processo de seleção lexical, que, por sua vez, activaria todas as palavras a que está ligada. Assim, as ligações entre os elementos lexicais e as formas fonológicas seriam assumidas como bidireccionais. Estes dois processos não são ambivalentes e interagem no interior das línguas e entre elas. As palavras cognatas provocam também um "efeito de vizinhança": durante a produção oral, uma palavra-alvo ativa palavras que lhe são fonologicamente semelhantes, ou seja, que diferem apenas por um som (Jaillet, 2015). Sabendo que o processamento de palavras com uma vizinhança linguística densa é facilitado, o "efeito cognato" pode obviamente ser visto como um caso especial de um "efeito de vizinhança" (Costa et al., 2005). Atualmente, continua a ser difícil distinguir se os efeitos aparentes se devem a diferenças na representação das palavras no léxico ou a uma propriedade mais geral do sistema de produção da fala. Para Manolescu e Jarema (2018, p. 2), a ação diferencial das palavras cognatas em relação às palavras não cognatas corrobora "a hipótese de uma ligação funcional entre as duas línguas dos falantes bilingues".

Em segundo lugar, Kurland e Falcon (2011) relataram um efeito inibitório dos cognatos com desempenho geral surpreendentemente mais alto para palavras não cognatas. No seu paciente, os cognatos actuaram como um fator de distração, em

vez de facilitarem a nomeação. Como discutido no modelo de seleção e controlo da linguagem de Abutalebi e Green (2007), a escolha de uma palavra-alvo envolve necessariamente uma competição lexical mediada por um mecanismo de controlo inibitório. As lesões cerebrais deste paciente eram graves e, de acordo com Ansaldo e Saidi (2014), a potencialidade do TIL para palavras cognatas tenderia a desaparecer se os circuitos de controlo cognitivo estivessem danificados. Neste caso, a seleção da palavra certa e a inibição de palavras concorrentes noutras línguas tornam-se impossíveis. Uma segunda explicação para este efeito é que a inibição pode ser levantada em áreas cerebrais do hemisfério direito. No entanto, foi demonstrado que o envolvimento, ou mesmo a "sobre-ativação" deste hemisfério não é um bom prognóstico para a recuperação afásica (Kurland & Falcon, 2011).
Em terceiro lugar, de uma perspetiva mais neutra, Hameau e Kopke (2015) não encontraram qualquer efeito cognitivo particular no TIL. Entre várias explicações baseadas em trabalhos teóricos (Costa et al., 2005), a mais convincente é a de um défice cerebral grave ao nível sublexical. "As conexões entre as duas línguas teriam sido "quebradas" fonologicamente, de modo que nenhum "efeito cognato" poderia ser previsto neste paciente". (Hameau, 2013, p. 94).
Apesar de alguns resultados contraditórios, os cognatos justificam o interesse de explorar as ligações léxico-semânticas multilingues na reabilitação (Kohnert, 2004), com o objetivo de maximizar o TIL (Lalor & Kirsner, 2001). Durand et al (2018) sugerem que os clínicos utilizem o Dicionário de Cognatos (Molina, 2011), que permite a elaboração de listas de palavras semelhantes entre determinadas línguas latinas. Estudos posteriores com outros PBaAs devem ajudar a elucidar as condições em que este efeito específico emerge (Hameau, 2013; Kurland & Falcon, 2011).

2 Limites

2.1 Limitações dos estudos incluídos na revisão sistemática

Os estudos contidos na revisão da literatura revelaram-se muito heterogéneos. Miller Amberber (2012) discute, por um lado, as diferenças nas medidas
Por um lado, existe uma grande variedade de métodos de avaliação e de tratamento da linguagem e, por outro, uma diversidade inter-individual. De facto, os sujeitos dos estudos de caso apresentavam uma variedade de défices afasiológicos, bem como um tipo de bilinguismo que lhes era próprio, em termos de idade, história de aquisição e domínio das suas línguas. Essa singularidade tem sido frequentemente apresentada como a principal limitação de casos únicos (Ansaldo et al., 2010; Conner et al., 2018; Kiran & Iakupova, 2011; Kohnert, 2004; Marangolo et al., 2009; Radman et al., 2016) e casos múltiplos (Croft et al, 2010; Edmonds & Kiran, 2006); ou apesar de uma amostra por vezes consequente (17 sujeitos), esta não reflectia todas as combinações possíveis de idades de aquisição da linguagem, exposição e alteração/lesão (Kiran, Grasemann et al., 2013). Além disso, deve ser feita uma advertência especial sobre o impacto da recuperação espontânea. Vários resultados podem ser enviesados pela presença de muitos sujeitos afásicos ainda na fase aguda do seu acidente cerebral (Costa et al., 2005; Faroqi- Shah et al., 2010; Kohnert, 2009). Quando determinados protocolos experimentais têm início menos de seis meses após o início do acidente, Kohnert (2009) explica que é extremamente difícil, se não impossível, determinar se a generalização dos benefícios terapêuticos

é uma consequência positiva da terapia da fala ou antes um reflexo da recuperação neurológica espontânea. Por exemplo, dos doze estudos incluídos na revisão da literatura do autor, dez mostraram melhorias significativas na linguagem na língua não tratada. Mas, na realidade, seis dos dez estudos incluíram indivíduos apenas algumas semanas ou meses após a cerebrolesão. Esta fase de transição pode levar o paciente a progredir espontaneamente na(s) sua(s) língua(s) e pode ser erradamente apresentada como uma TIL bem sucedida. Um último obstáculo é a imprecisão de certos estudos no que respeita à história da lesão e da língua do paciente.

2.2 Limitações da revisão sistemática

Do ponto de vista metodológico, existem várias limitações. Em primeiro lugar, o número de fontes inquiridas continua a ser limitado. Devem ser exploradas bases de dados adicionais para completar a investigação. A segunda limitação diz respeito à indexação das palavras-chave, uma vez que não existe consenso quanto à designação do conceito principal do estudo. De acordo com a lista de palavras-chave de cada estudo (Anexo C), são utilizados os seguintes termos: transferência, transferência *terapêutica, generalização /* generalização, generalização *do tratamento, transferência* interlinguística / transferência interlinguística. A multiplicidade de sinónimos e a ausência de termos MeSH específicos podem ter distorcido os resultados. O terceiro viés foi o viés de seleção, uma vez que alguns artigos não puderam ser identificados ou recuperados das bases de dados. Além disso, a ausência de literatura cinzenta pode expor o nosso estudo a um viés de publicação. Finalmente, em geral, os processos de seleção, extração de dados e análise dos artigos foram todos realizados por um único leitor, o que pode comprometer a fidelidade.

3 Perspectivas clínicas para a prática profissional

O inventário dos nossos resultados permitiu identificar perspectivas interessantes para a prática da terapia da fala e da linguagem. Até à data, o número de estudos que abordam a questão da transferência de terapia entre línguas continua a ser limitado e a investigação está provavelmente ainda a dar os primeiros passos. Dado que a maioria da população mundial é multilingue e que esta proporção está a aumentar consideravelmente, existe uma necessidade urgente de os terapeutas da fala receberem melhor formação na avaliação e reabilitação da afasia bilingue (Faroqi-Shah et al., 2010) e de trabalharem em parceria com intérpretes (Croft et al., 2010). São necessários dados experimentais em várias línguas para estabelecer protocolos de tratamento específicos para a afasia bilingue (Miller Amberber, 2012) e para identificar as condições particulares de transferência interlinguística no caso da terapia monolingue. Entretanto, Faroqi-Shah et al (2010) fazem a seguinte recomendação: sempre que o terapeuta da fala e da linguagem tiver de tomar uma decisão sobre a escolha do tratamento, a L2 deve ser privilegiada - independentemente da idade de aquisição e do grau de competência - de acordo com as preferências linguísticas do paciente e o lugar da língua do ambiente. Esta escolha não deve levar-nos a pensar que o tratamento da L1 é prejudicial para a recuperação, mas sim que o tratamento da L2 na PBAA é atualmente considerado eficaz (Faroqi-Shah et al., 2010; Kohnert, 2009; Laganaro, 2014). No entanto, é importante ter em mente que a generalização da experiência é mais a exceção do que a norma (Nickels et al., 2019). Num futuro próximo, a análise conjunta de distúrbios afasiológicos, modelos cognitivos de bilinguismo e dados de neuroimagem permitirá uma melhor compreensão dos mecanismos envolvidos na transferência interlinguística e, sobretudo, em que medida eles interagem (Ansaldo & Saidi, 2014).

V Conclusão

Numa altura em que os profissionais se vêem confrontados com um número crescente de pacientes bilingues em França e no mundo, a questão da generalização dos efeitos do tratamento de uma língua para a outra em pacientes bilingues é de grande importância em afasiologia. De um ponto de vista clínico, compreender por que razão o tratamento numa língua melhora ou não a língua não tratada constitui um verdadeiro desafio para os terapeutas da fala e da linguagem, que desejam sempre restabelecer a comunicação mais global e funcional no mais curto espaço de tempo possível. No entanto, é aconselhável lembrar que as duas línguas do bilingue estão em constante interação e que qualquer lesão neurológica torna, por definição, a afasia bilingue única (Khachatryan et al., 2016). O objetivo desta revisão da literatura foi identificar os estudos que implementaram a reabilitação monolingue em pessoas bilingues com afasia e, em seguida, identificar os vários factores que influenciam a possível generalização da aprendizagem da língua reeducada para a língua não reeducada.

Uma pesquisa bibliométrica levou à seleção, leitura e análise de vinte e seis artigos científicos. A heterogeneidade dos resultados encontrados na literatura mostra que a questão da reabilitação da afasia bilingue é complexa e continua a dividir os investigadores. Um grande número de estudos mostra que, em certas condições, uma língua pode melhorar parcialmente sem ser reeducada. O estatuto da língua tratada, a proximidade tipológica das línguas, a natureza da terapia e a natureza dos elementos incluídos no protocolo terapêutico são os principais factores que podem ser influenciados na esperança de favorecer esta transferência. Outros factores como o lugar da língua no ambiente, o papel de um intérprete na terapia, a intensidade da reabilitação ou o estado do circuito de controlo cognitivo parecem também modular a transferência em menor grau. No estado atual dos conhecimentos, estas variáveis começam a ser bem identificadas e confirmadas, mas a forma como interagem entre si é ainda muito mal compreendida. Nos próximos anos, os terapeutas da fala e da linguagem terão de estar mais bem preparados para lidar com estes pacientes multilingues.

Enquanto se aguardam mais publicações sobre o assunto, foram propostas recomendações clínicas para ajudar os profissionais a fazerem a melhor escolha terapêutica para os seus doentes.

Referências

Abdelilah-Bauer, B. (2008). *Le défi des enfants bilingues: Grandir et vivre en parlant plusieurs langues* (La Decouverte). Paris, França.

Abutalebi, J., & Green, D. (2007). Bilingual language production: The neurocognition of language representation and control. *Journal of Neurolinguistics, 20*(3), 242-275. https://doi.org/10.1016/j.jneuroling.2006.10.003

Abutalebi, J., Rosa, P. A. D., Tettamanti, M., Green, D. W., & Cappa, S. F. (2009). Bilingual aphasia and language control: A follow-up fMRI and intrinsic connectivity study. *Brain and Language, 109*(2-3), 141-156. https://doi.org/10.1016/j.bandl.2009.03.003

Ansaldo, A. I., & Saidi, L. G. (2014). A terapia da afasia na era da globalização: Efeitos da terapia interlinguística na afasia bilíngue. *Behavioural Neurology, 2014*, 1-10. https://doi.org/10.1155/2014/603085

Ansaldo, A. I., Saidi, L. G., & Ruiz, A. (2010). Intervenção orientada por modelos na afasia bilingue: Evidências de um caso de mistura patológica de línguas. *Aphasiology, 24*(2), 309-324. https://doi.org/10.1080/02687030902958423

Bardyn, N., & Martin, C. (2012). Variáveis preditivas de recuperação em 5 pacientes afásicos bilíngues tardios. Em P. Gatignol & S. Topouzkhanian, *Bilinguisme et biculture: Nouveaux défis?* (pp. 253-292). Isbergues, França: Ortho Edition.

Boyle, M., & Coehlo, C. A. (1995). Application of Semantic Feature Analysis as a Treatment for Aphasic Dysnomia. *American Journal of Speech-Language Pathology, 4*(4), 94-98. https://doi.org/1058-0360/95/0404-0094

Brin, F., Courrier, C., Lederle, E., Masy, V., & Kremer, J.-M. (2011). *Dictionnaire dorthophonie* (3ª edição). Paris, França: Ortho Edition.

Centeno, J. G., & Ansaldo, A. I. (2013). Afasia em populações multilingues. In I. Papathanasiou, P. Coppens, & C. Potagas, *Afasia e Distúrbios da Comunicação Neurogénica Relacionados* (pp. 275-293). Burlington, Massachusetts: Jones & Bartlett Learning.

Cherney, L. R. (2004). Afasia, alexia e leitura oral. *Topics in Stroke Rehabilitation, 11*(1), 22-36. https://doi.org/10.1310/VUPX-WDX7-J1EU-00TB

Chomel-Guillaume, S., Leloup, G., & Bernard, I. (2010). *Les aphasies: Evaluation et reeducation.* Issy-les-Moulineaux: Elsevier Masson.

Conner, P. S., Goral, M., Anema, I., Borodkin, K., Haendler, Y., Knoph, M., . .. Moeyaert, M. (2018a). O papel da proficiência linguística e da distância linguística nos efeitos do tratamento linguístico cruzado na afasia. *Linguística Clínica e Fonética, 32*(8), 739-757. https://doi.org/10.1080/02699206.2018.1435723

Costa, A., Santesteban, M., & Cano, A. (2005). Sobre os efeitos facilitadores das palavras cognatas na produção de fala bilingue. *Brain and Language, 94*(1), 94-103. https://doi.org/10.1016/j.bandl.2004.12.002

Costa, A., & Sebastian-Galles, N. (2014). Como é que a experiência bilingue esculpe o cérebro? *NatureReviews . Neuroscience, 15*(5),336-345. https://doi.org/10.1038/nrn3709

Croft, S., Marshall, J., Pring, T., & Hardwick, M. (2010). Terapia para dificuldades de nomeação na afasia bilingue: que língua beneficia? *International Journal of Language& Communication Disorders, 46*(1), 48-62.

https://doi.org/10.3109/13682822.2010.484845
Dana-Gordon, C., Mazaux, J.-M., & N'Kaoua, B. (2013). La prise en charge terapia da fala para pacientes afásicos bilingues/multilingues: dados recentes. *Reeducação Ortofónica*, (253), 53-80.
Davis, G. A., & Wilcox, M. J. (1981). Incorporação de parâmetros de conversação natural no tratamento da afasia: terapia PACE. Em R. Chapey (Ed.), *Language intervention strategies in adult aphasia* (pp. 169-193). Baltimore, MD: Williams & Wilkins.
De Bot, K. (2004). The Multilingual Lexicon: Modelling Selection and Control. *Revista Internacional de Multilinguismo, 1*(1), 17-32. https://doi.org/10.1080/14790710408668176
Dieguez-Vide, F., Gich-Fulla, J., Puig-Alcantara, J., Sanchez-Benavides, G., & Pena-Casanova, J. (2012). Afasia trilingue chinês-espanhol-catalão: um estudo de caso. *JournalofNeurolinguistics, 25*(6),630-641. https://doi.org/10.1016/j.jneuroling.2012.01.002
Durand, E., Masson-Trottier, M., & Ansaldo, A. I. (2018). L'orthophoniste a l'ere de la globalisation : intervenir aupres des populations allophones souffrant d'aphasie. *Reeducation Orthophonique*, (275), 29-50.
Edmonds, L. A., & Kiran, S. (2006). Efeito do tratamento de nomeação semântica em
Crosslinguistic Generalization in Bilingual Aphasia (Generalização interlinguística na afasia bilingue). *Journal of Speech, Language, and Hearing Research*, *49*, 729-748.
EOLE (2003) famílias de famílias de línguas. Repercussão http://eole.irdp.ch/activites_eole/annexes_doc/annexe_doc_31.pdf
Fabbro, F. (2001). O Cérebro Bilingue: Afasia Bilingue. *Brain and Language*, *79*(2), 201-210. https://doi.org/10.1006/brln.2001.2480
Faroqi-Shah, Y., Frymark, T., Mullen, R., & Wang, B. Y. (2010). Efeito do tratamento para indivíduos bilingues com afasia: Uma revisão sistemática das provas. *Journal of Neurolinguistics*, *23*(4),319-341. https://doi.org/10.1016/j.jneuroling.2010.01.002
Filiputti, D., Tavano, A., Vorano, L., De Luca, G., & Fabbro, F. (2002). Recuperação não-paralela de línguas num paciente afásico quadrilingue. *International Journal of Bilingualism,* *6*(4), 395-410. https://doi.org/10.1177/13670069020060040201
Galvez, A., & Hinckley, J. J. (2003). Padrões de transferência do tratamento da nomeação num caso de afasia bilingue. *Brain and Language*, *87*(1),173-174. https://doi.org/10.1016/S0093-934X(03)00256-6
Gatignol, P., & Topouzkhanian, S. (Ed.). (2012). *Bilinguismo e biculturalismo: Novos desafios?* Isbergues, França: Ortho Edition.
Gil, M., & Goral, M. (2004). Recuperação não paralela na afasia bilingue: Efeitos da escolha da língua, proficiência linguística e tratamento. *International Journal of Bilingualism*, *8*(2), 191-219. https://doi.org/10.1177/13670069040080020501
Gollan, T. H., Montoya, R. I., Fennema-Notestine, C., & Morris, S. K. (2005).
O bilinguismo afecta a nomeação de imagens mas não a classificação de imagens. *Memória e Cognição*, *33*(7), 1220-1234.
Goodglass, H., & Kaplan, E. (1972). *Assessment of Aphasia and Related Disorders (Avaliação da Afasia e Perturbações Relacionadas)*. Filadélfia, EUA: Lea & Febiger.

Goral, M., Levy, E., & Kastl, R. (2007). Generalização do tratamento entre línguas: um caso de afasia trilingue. *Cérebro e Linguagem*, *103*(1-2), 203-204. https://doi.org/10.1016/j.bandl.2007.07.116
Goral, M., Naghibolhosseini, M., & Conner, P. S. (2013). Efeitos assimétricos do tratamento inibitório na afasia multilingue. *Cognitive Neuropsychology*, *30*(7-8), 564-577. https://doi.org/10.1080/02643294.2013.878692
Goral, M., Rosas, J., Conner, P. S., Maul, K. K., & Obler, L. K. (2012). Efeitos da proficiência linguística e da linguagem do ambiente na terapia da afasia em um multilíngue. *Journal ofNeurolinguistics*, *25*(6), 538-551. https://doi.org/10.1016/j.jneuroling.2011.06.001
Grosjean, F. (2003). Le bilinguisme et le biculturalisme. Ensaio de definição. In A. Gorouben & B. Virole, *Le bilinguisme aujourd'hui et demain* (pp. 17-50). Paris, França: CTNERHI - GERS.
Grosjean, F. (2015). *Parler plusieurs langues: Le monde des bilingues.* Paris, França: Albin Michel.
Guilhem, V., Gomez, S., Prod'homme, K., & Kopke, B. (2013). Screening BAT: uma ferramenta de avaliação rápida disponível em 8 línguas e adaptável a todas as línguas BAT. *Reeducation Orthophonique*, (253), 121-142.
Guinel, N. (2013). De l'utilisation d'un dictaphone numerique en seances d'orthophonie pour des patients aphasiques bilingues. *Reeducation Orthophonique*, (253), 153-158.
Hameau, S. (2013). La prise en charge orthophonique du patient aphasique bilingue / multilingue: données recentes. *Reeducation Orthophonique*, (253), 81-97.
Hameau, S., & Kopke, B. (2015). Transferência entre línguas para cognatos na terapia da afasia com pacientes multilingues: um estudo de caso. *Aphasie und verwandte Gebiete | Aphasie et domaines associes*, *2015*(3), 13-19.
Hughes, E., Roberts, J., & Tainturier, M. (2012). Generalização trans-linguística do tratamento na anomia bilingue galês-inglês. *Procedia - Ciências Sociais e do Comportamento*, *61*, 168-169. https://doi.org/10.1016/j.sbspro.2012.10.131
Jaillet, C. (2015). *Code-switching: um meio de facilitação para o afásico bilingue? Estudo de caso de um paciente afásico bilingue espanhol-francês* (Memoire d'Orthophonie, Universite Nice Sophia Antipolis). Referência https://dumas.ccsd.cnrs.fr/dumas-01497397/document
Khachatryan, E., Vanhoof, G., Beyens, H., Goeleven, A., Thijs, V., & Van Hulle, M. M. (2016). Processamento da linguagem na afasia bilingue: uma nova visão do problema: Processamento da linguagem na afasia bilingue. *Wiley Interdisciplinary Reviews: Cognitive Science, 7*(3), 180-196. https://doi.org/10.1002/wcs.1384
Kiran, S., Grasemann, U., Sandberg, C., & Miikkulainen, R. (2013). Um relato computacional da reabilitação da afasia bilíngue. *Bilingualism: Language and Cognition*, *16*(2), 325-342. https://doi.org/10.1017/S1366728912000533
Kiran, S., & Iakupova, R. (2011). Compreender a relação entre proficiência linguística, deficiência linguística e reabilitação: Evidências de um estudo de caso. *Clinical Linguistics & Phonetics*, *25*(6-7),565-583. https://doi.org/10.3109/02699206.2011.566664
Kiran, S., & Roberts, P. M. (2010). Tratamento da análise de caraterísticas semânticas na afasia bilingue espanhol-inglês e francês-inglês. *Aphasiology*, *24*(2),

231-261. https://doi.org/10.1080/02687030902958365
Kiran, S., Sandberg, C., Gray, T., Ascenso, E., & Kester, E. (2013). Reabilitação na afasia bilíngue: evidências de generalização dentro e entre idiomas. *American Journal of Speech-Language Pathology*, *22*(2), S298-S309. https://doi.org/10.1044/1058-0360(2013/12-0085)
Knoph, M. (2010). Generalização entre línguas numa pessoa bilingue árabe-inglês com afasia. *Procedia - Social and Behavioral Sciences*, *6*, 208-209. https://doi.org/10.1016/j.sbspro.2010.08.104
Knoph, M. (2013). Intervenção e transferência interlinguística na afasia bilingue - Dois estudos de caso único. *Procedia - Ciências Sociais e do Comportamento*, *94*, 26-27. https://doi.org/10.1016/j.sbspro.2013.09.010
Knoph, M., Lind, M., & Simonsen, H. G. (2015). Análise de caraterísticas semânticas visando verbos em um falante quadrilíngue com afasia. *Aphasiology*, *29*(12), 1473-1496. https://doi.org/10.1080/02687038.2015.1049583
Kohnert, K. (2004). Tratamentos cognitivos e baseados na cognição para afasia bilingue: um estudo de caso . *BrainandLanguage*, *91*(3),294-302. https://doi.org/10.1016/j.bandl.2004.04.001
Kohnert, K. (2009). Generalização entre línguas após tratamento em falantes bilingues com afasia: uma revisão. *Seminários em Fala e Linguagem*, *30*(03), 174-186. https://doi.org/10.1055/s-0029-1225954
Kopke, B. (2013). Bilinguismo e afasia. *Reeducação Ortofónica*, (253), 5-30.
Kopke, B., & Prod'homme, K. (2009). L'évaluation de l'aphasie chez le bilingue: une etude de cas. *Glossa*, *107*, 39-50.
Kraetschmer, K. (1986). La reeducation de l'aphasique bilingue. *Communication Humaine Canada*, *10*(3), 17-20.
Kroll, J. F., & Stewart, E. (1994). Category Interference in Translation and Picture Naming: Evidence for Asymmetric Connections between Bilingual Memory Representations. *Journal of Memory and Language*, *33*(2),149-174. https://doi.org/10.1006/jmla.1994.1008
Kroll, Judith F., Dussias, P. E., Bice, K., & Perrotti, L. (2015). Bilinguismo, mente e cérebro. *AnnualReviewofLinguistics*, *1*(1),377-394. https://doi.org/10.1146/annurev-linguist-030514-124937
Kung, J., Chiappelli, F., Cajulis, O. O., Avezova, R., Kossan, G., Chew, L., & Maida, C. A. (2010). From Systematic Reviews to Clinical Recommendations for Evidence-Based Health Care: Validation of Revised Assessment of Multiple Systematic Reviews (R-AMSTAR) for Grading of Clinical Relevance. *The Open Dentistry Journal*, *4*, 84-91. https://doi.org/10.2174/1874210601004020084
Kurland, J., & Falcon, M. (2011). Efeitos do estatuto cognato e da língua de terapia durante o tratamento intensivo de nomeação semântica num caso de afasia bilingue não fluente grave. *Clinical Linguistics &Phonetics*, *25*(6-7),584-600. https://doi.org/10.3109/02699206.2011.565398
Laganaro, M. (2014). Prise en charge de patients aphasiques bilingues dans leur deuxième langue, Second language treatment in bilingual aphasia. *Revue de neuropsychologie, me 6*(3), 207-210. https://doi.org/10.1684/nrp.2014.0310
Laganaro, M., & Overton Venet, M. (2001). Alexia Adquirida na Afasia Multilingue e Tratamento Assistido por Computador em Ambas as Línguas: Questões de

Generalização e Transferência. *Folia Phoniatrica e Logopaedica*, *53*(3),135-144. https://doi.org/10.1159/000052668

Lalor, E., & Kirsner, K. (2001). O papel dos cognatos na afasia bilingue: Implicações para a avaliação e tratamento. *Aphasiology*, *15*(10-11),1047-1056. https://doi.org/10.1080/02687040143000384

Li, P., Sepanski, S., & Zhao, X. (2006). Language history questionnaire: A web-based interface for bilingual research. *Behavior Research Methods*, *38*(2), 202-210.

Lorenzen, B., & Murray, L. L. (2008). Afasia bilingue: Uma revisão teórica e clínica. *American Journal of Speech-Language Pathology*, *17*(3), 299-317. https://doi.org/10.1044/1058-0360(2008/026)

Manolescu, A., & Jarema, G. (2018). Influência do género gramatical e do estatuto cognato na produção de bilingues de alto nível. *SHS Web of Conferences*, *46*, 2-15. https://doi.org/10.1051/shsconf/20184610002

Marangolo, P., Rizzi, C., Peran, P., Piras, F., & Sabatini, U. (2009). Recuperação paralela num afásico bilingue: um estudo neurolinguístico e de fMRI. *Neuropsychology*, *23(3)*, 405-409. https://doi.org/10.1037/a0014824

Marian, V., Blumenfeld, H. K., & Kaushanskaya, M. (2007). O Questionário de Experiência e Proficiência Linguística (LEAP-Q): Avaliação dos perfis linguísticos em bilingues e multilingues. *Journal of Speech, Language, and Hearing Research*, *50*(4), 940-967. https://doi.org/10.1044/1092-4388(2007/067)

Mazaux, J.-M., Pradat-Diehl, P., & Brun, V. (2007). *Aphasia and aphasics*. Issy-les-Moulineaux, França: Elsevier Masson.

Meinzer, M., Obleser, J., Flaisch, T., Eulitz, C., & Rockstroh, B. (2007). Recuperação da afasia em função da terapia da linguagem num paciente bilingue precoce demonstrada por fMRI. *Neuropsicologia*, *45*(6), 1247-1256. https://doi.org/10.1016/j.neuropsychologia.2006.10.003

Miertsch, B., Meisel, J. M., & Isel, F. (2009). As línguas não tratadas na terapia da afasia de poliglotas beneficiam da melhoria na língua tratada. *Journal of Neurolinguistics*, *22*(2),135-150. https://doi.org/10.1016/j.jneuroling.2008.07.003

Miller Amberber, A. (2012). Intervenção linguística na afasia bilingue francês-inglês: Evidência de transferência limitada de terapia. *Journal of Neurolinguistics*, *25*(6), 588-614. https://doi.org/10.1016/j.jneuroling.2011.10.002

Moher, D., Liberati, A., Tetzlaff, J., Altman, D. G., & The PRISMA Group (2009). Preferred Reporting Items for Systematic Reviews and Meta-Analyses: The PRISMA Statement. *PLoSMedicine*, *6*(7), e1000097. https://doi.org/10.1371/journal.pmed.1000097

Molina, R. M. (2011). *O Dicionário de Cognatos* (1.ª edição). Cognates.org.

Mosca, M. (2017). *Controlo linguístico dos multilingues*. Faculdade de Ciências Humanas da Universidade de Potsdam, Potsdam, Alemanha.

Mung, S., & Claivaz, A. (2016). Comparação do tratamento da anomia em terapia bilíngue e monolíngue em um paciente afásico. *Aphasie und verwandte Gebiete | Aphasie et domaines associes*, *42*(1), 27-40.

Nespoulous, J.-L., Joanette, Y., & Lecours, A.- R. (1986). *Protocole Montreal-Toulouse d'examen linguistique de l'aphasie (MT-86)*. Isbergues, França: Ortho Edition.

Nickels, L., Hameau, S., Nair, V. K. K., Barr, P., & Biedermann, B. (2019). Envelhecer com bilinguismo: benefícios e desafios. *Speech, Language and Hearing, 22*(1), 32-50. https://doi.org/10.1080/2050571X.2018.1555988

Paradis, M. (1977). Bilingualismo e Afasia. Em H. A. Whitaker & H. Whitaker (Ed.), *Studies in Neurolinguistics* (1ª edição, Vol. 3, p. 65-121). New-York, EU: Academic Press.

Paradis, M. (1995). Afasia bilingue - 100 anos depois: consensos e controvérsias. Em M. Paradis (Ed.), *Aspects of bilingual Aphasia* (1ª edição). Bingley, Reino Unido: Emerald Group Publishing Limited.

Paradis, M. (2000). Afasia em bilingues e multilingues. Em J.-A. Rondal & X. Seron, *Troubles du langage - Bases theoriques: diagnostics et reeducation* (nova edição, p. 529 - 549). Liege, Bélgica: Pierre Mardaga.

Paradis, M., & Libben, G. (1987). *The Assessment of Bilingual aphasia* (1ª edição). Hillsdale, New Jearsey: Lawrence Earlbaum Associates.

Pulvermuller, F., Neininger, B., Elbert, T., Mohr, B., Rockstroh, B., Koebbel, P., & Taub, E. (2001). Terapia induzida por constrangimento da afasia crónica após acidente vascular cerebral. *Stroke, 32*(7), 1621-1626.

Radman, N., Spierer, L., Laganaro, M., Annoni, J.-M., & Colombo, F. (2016). Especificidade linguística da terapia léxico-fonológica na afasia bilingue: Um estudo clínico e eletrofisiológico. *Reabilitação Neuropsicológica, 26*(4), 532-557. https://doi.org/10.1080/09602011.2015.1047383

Sabadell, V., Tcherniack, V., Michalon, S., Kristensen, N., & Renard, A. (2018). *Pathologies neurologiques: bilans et interventions orthophoniques* (1ere edition). Louvain-la-Neuve, Bélgica: De Boeck Universite.

Santiago-Delefosse, M. (2004). Avaliar a qualidade das publicações: que especificidades para a investigação qualitativa? *Pratiques psychologiques, 10*(3), 243-254.

Schwieter, J., & Sunderman, G. (2009). Concept Selection and Developmental Effects in Bilingual Speech Production. *Language Learning, 59*, 897-927. https://doi.org/10.1111/j.1467-9922.2009.00529.x

Shea, B. J., Grimshaw, J. M., Wells, G. A., Boers, M., Andersson, N., Hamel, C., ... Bouter, L. M. (2007). Desenvolvimento do AMSTAR: uma ferramenta de medição para avaliar a qualidade metodológica das revisões sistemáticas. *BMC Medical Research Methodology, 7*, 10. https://doi.org/10.1186/1471-2288-7-10

Verreyt, N., De Letter, M., Hemelsoet, D., Santens, P., & Duyck, W. (2013). Efeitos cognatos e controle executivo em um paciente com afasia bilíngue diferencial. *Applied Neuropsychology: Adult, 20*(3), 221-230. https://doi.org/10.1080/09084282.2012.753074

Zaugg, V., Savoldelli, V., Sabatier, B., & Durieux, P. (2014). Melhoria das práticas e da organização dos cuidados: metodologia das revisões sistemáticas. *Sante Publique, 26*(5), 655-667.

APÊNDICES

APÊNDICE A :

- Esquematização do modelo RHM por Kroll e Stewart (1994)
- Esquematização do modelo SbP por Schwieter e Sunderman (2009)

APÊNDICE B: Caraterísticas gerais das bases de dados.

APÊNDICE C :

- Palavras-chave utilizadas na pesquisa.
- Métodos de consulta de fontes e resultados.

APÊNDICE D: Quadro de informações.

APÊNDICE E: Exemplos de fichas de leitura.

APÊNDICE F :

- Apresentação da grelha Santiago-Delefosse (2004)
- Avaliação qualitativa de estudos de casos únicos e múltiplos (19 recursos)

APÊNDICE G :

- Apresentação da grelha AMSTAR por Shea et al (2007)
- Avaliação qualitativa das revisões da literatura (7 recursos)

APÊNDICE H: Resumo dos resultados da pesquisa bibliográfica.

APÊNDICE I: Estudos que podem ser utilizados em revisões da literatura.

APÊNDICE A: Esquematização de modelos teóricos de produção da linguagem.

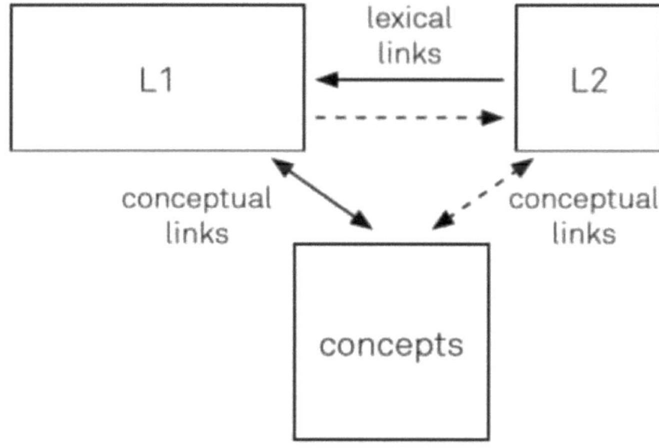

Figure 1: Modèle RHM (Kroll & Stewart, 1994)

"De acordo com o modelo RHM (ver Figura 1), os conceitos do sujeito bilingue são armazenados num sistema semântico abstrato comum às duas línguas. Por outro lado, as palavras de cada língua são armazenadas em léxicos separados, seguindo uma organização que apresenta várias assimetrias. O léxico da primeira língua (L1) é mais desenvolvido do que o da segunda língua (L2) e as ligações lexicais são mais fortes da L2 para a L1 do que vice-versa, o que implica que o sujeito utiliza diferentes vias de acesso na sua memória para encontrar o léxico adequado na língua pretendida. Assim, quando um bilingue traduz uma palavra da L2 para a L1, recorre a ligações lexicais, ao passo que, quando traduz uma palavra da L1 para a L2, recorre à mediação concetual. Embora muitos estudos anteriores tenham apoiado a teoria deste modelo, algumas investigações sugerem a necessidade de o rever na sequência de resultados ambivalentes (descritos por Brysbaert e Duyck, 2009 e Kroll et al., 2010)". (Mung & Claivaz, 2016)

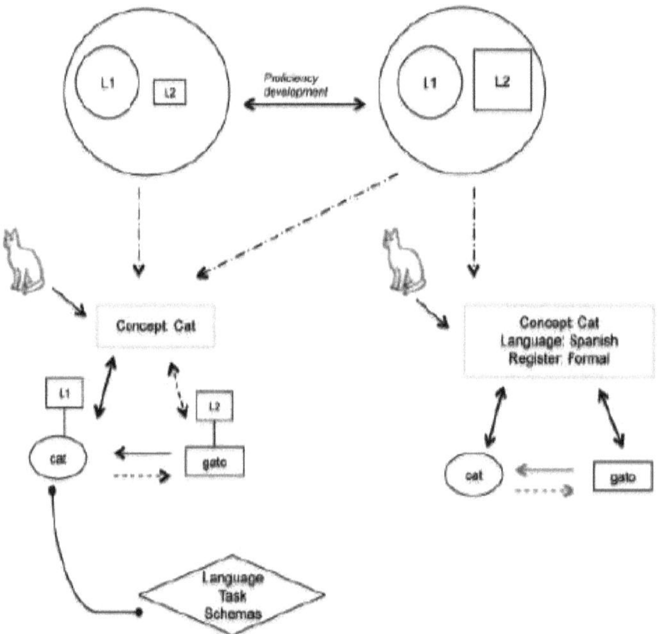

Figura 2: Modelo SbP (Schwieter e Sunderman, 2009)

"Um modelo mais recente, o modelo de seleção baseado na proficiência (SbP, Schwieter e Sunderman, 2009) (ver Figura 2) integra os postulados do modelo RHM e modula-os de acordo com o nível de proficiência dos falantes. Ilustra as representações activas de um falante que nomeia uma imagem em L2. Os níveis de proficiência dos aprendentes são representados num contínuo da esquerda (baixa proficiência) para a direita (alta proficiência). Para os bilingues com um baixo nível de proficiência na sua L2, existe uma forte associação entre conceitos e palavras na L1. Por outro lado, as ligações entre conceitos e palavras na L2 são muito mais fracas. Tal como no modelo RHM, os aprendentes são mais dependentes das ligações lexicais do que das ligações conceptuais quando produzem em L2.

Em certos casos, os bilingues têm de passar pelo léxico da L1 para produzir uma palavra em L2. Por outras palavras, o falante utilizará pistas lexicais da L1 para produzir a palavra em L2. Mas, neste caso, ocorre também um processo de inibição e ativação. A intervenção de mecanismos de controlo é então necessária para inibir palavras concorrentes na língua não-alvo, de modo a que a palavra apropriada na língua-alvo possa ser selecionada. Em contrapartida, os bilingues com um elevado nível de proficiência têm uma forte associação entre conceitos e palavras tanto na

L1 como na L2. São capazes de mediar concetualmente em ambas as línguas, ou seja, de utilizar pistas conceptuais sem ter de recorrer a pistas lexicais da outra língua para produzir uma palavra. Além disso, podem confiar em pistas linguísticas ao nível concetual que selecionam a língua de produção (La Heij, 2005). Assim, a palavra-alvo na língua-alvo atinge o nível mais elevado de ativação e é facilmente selecionada". (Mung & Claivaz, 2016)

APÊNDICE B: Caraterísticas gerais das bases de dados.

Base de dados	Âmbito da intervenção	Tipo de documentos disponíveis
PubMed (Inglês)	Ciências biomédicas e da saúde.	Artigos de periódicos, capítulos de livros.
ScienceDirect (Inglês)	Ciências técnicas, sociais, biomédicas e da saúde.	Artigos de publicações periódicas, enciclopédias, actas e resumos de conferências, capítulos de livros, recomendações e guias de prática, etc.
Sudoc (Francês)	Ensino superior e investigação.	Livros, artigos de revistas, trabalhos institucionais (teses, recensões).
LiSSa (Francês)	Saúde pública.	Artigos de publicações periódicas.
ASHA (inglês)	Fala, linguagem e audição.	Artigos periódicos, recomendações e guias práticos.

APÊNDICE C :

- Palavras-chave utilizadas nas pesquisas.

Conceitos gerais em francês	Equivalentes da tradução inglesa	Pode ser utilizado o truncamento
Afasia	Afasia	Afasia*
Bilinguismo	Bilingüismo Multilingüismo Poliglota	Biling* Multingu* Poliglota* Bilingual* Multingu* Poliglota* Bilingual* Multingu* Poliglota
Reeducação	Terapia de Reabilitação / Terapias de Intervenção	
Transferência interlinguística	"Transferência interlinguística	
Criança	Criança / Crianças	

Métodos de consulta de fontes e resultados.

Base de dados	Como procurar fontes	Detalhes das equações de pesquisa e filtros utilizados	Resultados obtidos
PubMed	Equação de pesquisa	(multilingu* OR bilingu* OR	82 resultados

(Inglês)	baseada em termos MeSH. Filtros.	polyglot*) AND (aphasia OR "cross-linguistic transfer") AND (reabilitação OR terapia OR terapias OR intervenção) NOT (criança OR crianças) filtros: 2000 a 2018 + artigos de investigação	[2000 - 2018] **(19 retidos)**
ScienceDirect (Inglês)	Equação de pesquisa baseada em termos MeSH. Filtros.	"Afasia; bilinguismo; intervenção filtros: 2000 a 2018 + artigos de investigação	85 resultados [2000 - 2018] **(5 deduzidos)**
Sudoc (francês)	Pesquisa avançada. Thesaurus. Filtros.	(multilingu* OR bilingu* OR polyglot*) AND (aphasia OR "cross-linguistic transfer") AND (reabilitação OR terapia OR terapias OR intervenção) NOT (criança OR crianças)	3 resultados **(nenhum retido)**
LiSSa (Francês)	Pesquisa simples. Thesaurus.	Pesquisa simples: "afasia e bilinguismo".	4 resultados **(1 selecionado)**
ASHA (inglês)	Pesquisa avançada. Filtros.	Pesquisa por domínio > Patologistas da fala > Portal de Práticas > Afasia > Mapa de Evidências da Afasia. filtros : "Considerações bilingues" > "Revisão sistemática	3 resultados **(2 retidos)**

APÊNDICE D: Quadro de informações.

	Date	Titre de l'article	Auteurs, Année	Source de parution de l'article	Secteur disciplinaire	Base de données et stratégies	Fiabilité de la BDD	Type d'étude et langue	Mots-clés de l'article
2	12.03.18	**Prise en charge de patients aphasiques bilingues dans leur deuxième langue**	**Laganaro,** 2014	"Revue de Neuropsychologie"	Neuropsychologie Linguistique	Par mots-clés sur LiSSa. 1er résultat / 4.	Source reconnue Auteure référencée	Revue de littérature ; Français	aphasie bilingue, thérapie, L1, L2, transfert inter-langues
3	12.03.18	**Cross-language transfer for cognates in aphasia therapy with multilingual patients: a case study**	**Hameau, Köpke,** 2015	"Aphasie et Domaines Associés"	Aphasiologie	Par titre de l'article sur HAL, ressource indiquée par un tiers.	Source reconnue Auteures référencées	Etude de cas unique ; Anglais	/
4	25.03.18	**Effect of treatment for bilingual individuals with aphasia: A systematic review of the evidence**	**Faroqi-Shah, Frymark, Mullen, Wang,** 2010	"Journal of Neurolinguistics"	Neurosciences Sciences du langage	Par arborescence sur ASHA. 2ème résultat / 3.	Source reconnue 3/4 auteurs référencés	Revue de littérature ; Anglais	aphasia bilingualism, cross-language transfer, multilingualism, speech-language pathologist
5	26.03.18	**Parallel recovery in bilingual aphasia: A neurolinguistic and fMRI study**	**Marangolo, Rizzi, Peran, Piras, Sabatini,** 2009	"Neuropsychology"	Neuropsychologie	Par équation sur PubMed. 56ème résultat / 82.	Source reconnue 3/5 auteurs référencés	Etude de cas unique ; Anglais	bilingual aphasia, language recovery, language rehabilitation, naming, neuroimaging

	Date	Titre de l'article	Auteurs, Année	Source de parution	Secteur disciplinaire	Base de données et st	Fiabilité de la BDD	Type d'étude et langue	Mots-clés de l'article
6	23.09.18	**Rehabilitation in bilingual aphasia : Evidence for within- and between-language generalization**	**Kiran, Sandberg, Gray, Ascenso, Kester,** 2013	"American Journal of Speech-Language Pathology"	Médecine	Par équation sur PubMed 34ème résultat / 82.	Source reconnue Auteurs référencés	Etude de cas multiple ; Anglais	aphasia, bilingualism language disorders, neurologic disorders, intervention
7	01.10.18	**Aphasia therapy in the age of globalization : Cross linguistic therapy effects in bilingual aphasia**	**Ansaldo, Saidi,** 2014	"Behavioural Neurology"	Neurologie, Neuropsychologie, Neurosciences	Par équation sur PubMed 26ème résultat / 32. + Par dépouillement du DFTO	Source reconnue :Auteurs référencés	Revue de littérature Anglais	aphasia, cross-language, generalization, cognates, naming treatment, transfer
8	06.10.18	**Cognitive and cognate-based treatments for bilingual aphasia : A case study**	**Kohnert,** 2004	"Brain and Language"	Neurologie, Neurosciences	Par équation sur PubMed 74ème résultat / 82. - Par mots-clé sur ScienceDirect. 74ème résultat / 85.	Source reconnue Auteurs référencés	Etude de cas unique ; Anglais	bilingualism, language impairment, intervention, cross-linguistic cognates
9	11.10.18	**Comparaison du traitement de l'anomie dans une thérapie bilingue et monolingue chez une patiente aphasique**	**Mung, Claivaz,** 2013	"Aphasie : Domaines Associés"	Aphasiologie	Par titre de l'article sur ResearchGate : ressource indiquée par un tiers.	Source reconnue 1 / 2 auteures référencées	Etude de cas unique ; Français	aphasie bilingue, traitement de l'anomie, généralisation intralangue et interlangue thérapie par analyse des traits sémantiques

	Date	Titre de l'article	Auteurs, Année	Source de parution	Secteur disciplinaire	Base de données et s…	Fiabilité de la BDD	Type d'étude et langue	Mots-clés de l'article
10	16.10.18	**On the facilitatory effects of cognate words in bilingual speech production**	**Costa, Santesteban, Caño,** 2005	"Brain and Language"	Neurobiologie, Neurosciences	Par titre de l'article sur ScienceDirect : dépouillement de bibliographie d'article.	Source reconnue Auteurs référencés	Discussion sur une étude de cas unique (Kohnert, 2004) ; Anglais	bilingualism, cognates, speech production aphasia
11	26.10.18	**Semantic feature analysis targeting verbs in a quadrilingual speaker with aphasia**	**Knoph, Lind, Simonsen,** 2015	"Aphasiology"	Aphasiologie	Par titre de l'article sur ResearchGate : dépouillement de bibliographie d'article.	Source reconnue Auteures référencées	Etude de cas unique ; Anglais	aphasia, multilingual, cross-linguistic transfer, semantic feature analysis (SFA), verb, action naming
12	20.11.18	**Model-driven intervention in bilingual aphasia : Evidence from a case of pathological language mixing**	**Ansaldo, Saidi, Ruiz,** 2010	"Aphasiology"	Aphasiologie	Par titre de l'article sur Taylor and Francis Online : dépouillement de bibliographie d'article.	Source reconnue Auteures référencées	Etude de cas multiple ; Anglais	bilingual aphasia, intervention, model-based, pathological switching
13	27.11.18	**Cross-language treatment generalisation : A case of trilingual aphasia.**	**Goral, Levy, Kastl,** 2007	"Brain and Language"	Neurologie, Neurosciences	Par équation sur PubMed. 65ème résultat / 82.	Source reconnue Auteures référencées	Etude de cas unique ; Anglais	/
14	29.11.18	**Cross-language generalization following treatment in bilingual speakers with aphasia : A review.**	**Kohnert,** 2009	"Seminars in Speech and Language"	Sciences du langage	Par équation sur PubMed. 53ème résultat / 82. + Par arborescence sur ASHA. 3ème résultat / 3	Source reconnue Auteure référencée	Revue de littérature ; Anglais	aphasia bilingual, cross-linguistic transfer, intervention

	Dat	Titre de l'article	Auteurs, Ann	Source de parution	Secteur disciplinaire	Base de données et	Fiabilité de la BDD	Type d'étude et langu	Mots-clés de l'article
15	06.12.18	**Recovery from aphasia as a function of language therapy in an early bilingual patient demonstrated by fMRI.**	**Meinzer, Obleser, Flaisch, Eulitz, Rockstroh,** 2007	"Neuropsychologia"	Neuropsychologie, Neurosciences	Par équation sur PubMed. 67ème résultat / 82.	Source reconnue Auteurs référencés	Etude de cas unique ; Anglais	language disorder, stroke, bilingualism, treatment, functional imaging
16	20.12.18	**Effects of language proficiency and language of theenvironment on aphasia therapy in a multilingual.**	**Goral, Rosas, Conner, Maul, Obler,** 2012	"Journal of Neurolinguistics"	Neurosciences, Sciences du langage	Par équation sur PubMed. 38ème résultat / 82. • Par mots-clé sur Science Direct. 38ème résultat / 85.	Source reconnue Auteurs référencés	Etude de cas unique ; Anglais	aphasia, BAT, cross-language, generalization, multilingual, treatment
17	20.12.18	**Bilingual Aphasia : A theoretical and clinical review.**	**Lorenzen, Murray,** 2008	"American Journal of Speech-Language Pathology"	Orthophonie	Par équation sur PubMed. 59ème résultat / 82. • Ressource indiquée par un tiers.	Source reconnue Auteures référencées	Revue de littérature ; Anglais	aphasia, bilingual, recovery, assessment, treatment
18	03.12.18	**Language specificity of lexical-phonological therapy in bilingual aphasia : A clinical and electrophysiological study.**	**Radman, Spierer, Laganaro, Annoni, Colombo,** 2016	"Neuropsychological Rehabilitation"	Neuropsychologie	Par équation sur PubMed. 22ème résultat / 82.	Source reconnue Auteures référencées	Etude de cas unique ; Anglais	bilingual aphasia, lexical-phonological therapy, cross language generalisation, brain lesion
19	03.12.18	**Effects of cognate status and language of therapy during intensive semantic naming treatment in a case of severe nonfluent bilingual aphasia.**	**Kurland, Falcon,** 2011	"Clinical Linguistics & Phonetics"	Linguistique, Orthophonie	Par équation sur PubMed. 45ème résultat / 82.	Source reconnue Auteures référencées	Etude de cas unique ; Anglais	bilingualism, aphasia, cognates, cross-linguistic generalization, intensive language therapy, constraint-induced language therapy

	Date	Titre de l'article	Auteurs, Ann	Source de parution	Secteur disciplinaire	Base de données et	Fiabilité de la BDD	Type d'étude et lang.	Mots-clés de l'article
20	03.12.18	**Understanding the relationship between language proficiency, language impairment and rehabilitation : Evidence from a case study**	**Kiran, Iakupova,** 2011	"Clinical Linguistics & Phonetics"	Linguistique, Orthophonie	Par équation sur PubMed. 46ème résultat / 82.	Source reconnue Auteures référencées	Etude de cas multiple ; Anglais	aphasia, bilingualism, assessment, treatment
21	14.01.19	**Therapy for naming difficulties in bilingual aphasia: which language benefits ?**	**Croft, Marshall, Pring, Hardwick,** 2010	"International Journal of Language and Communication Disorders"	Linguistique, Orthophonie	Par équation sur PubMed. 50ème résultat / 82.	Source reconnue Auteurs référencés	Etude de cas multiple ; Anglais	aphasia, bilingualism, case series, speech-and-language therapy
22	14.01.19	**The role of language proficiency and linguistic distance in cross-linguistic treatment effects in aphasia.**	**Conner, Goral, Anema, Borodkin, Haendler, Knoph, Mustelier, Paluska, Melnikova, Moegaert,** 2018	"Clinical Linguistics & Phonetics"	Linguistique, Orthophonie	Par équation sur PubMed. 1er résultat / 82.	Source reconnue Auteurs référencés	Etude de cas unique ; Anglais	multilingual, aphasia, cross-linguistic, language mixing, treatment generalisation, efficiency
23	14.01.19	**Language processing in bilingual aphasia : a new insight into the problem.**	**Khachatryan, Vanhoof, Beyens, Goeleven, Thijs, Van Hulle,** 2016	"Wiley Interdisciplinary Reviews: Cognitive Science"	Sciences cognitives	Par équation sur PubMed. 11ème résultat / 32.	Source reconnue Auteurs référencés	Revue de littérature ; Anglais	/

	Date	Titre de l'article	Auteurs, Année	Source de parution	Secteur disciplinaire	Base de données et …	Fiabilité de la BDD	Type d'étude et langue	Mots-clés de l'article
24	15.01.19	**A computational account of bilingual aphasia rehabilitation.**	**Kiran, Grasemann, Sandberg, Miikkulainen,** 2013	"Bilingualism : Language and Cognition"	Linguistique, Multilinguisme, Neurosciences	Par équation sur PubMed. 30ème résultat / 82.	Source reconnue Auteurs référencés	Etude de cas multiple ; Anglais	computational modeling, rehabilitation, bilingual aphasia, generalization
25	15.01.19	**Acquired alexia in multilingual aphasia and computer-assisted treatment in both languages : Issues of generalisation and transfer.**	**Laganaro, Overton Venet,** 2001	"Folia Phoniatrica et Logopaedica"	Phoniatrie, Orthophonie	Par équation sur PubMed. 8ième résultat / 82.	Source reconnue Auteures référencées	Etude de cas unique ; Anglais	alexia, aphasia, treatment, bilingual, computerized
26	13.02.19	**Language intervention in French–English bilingual aphasia : Evidence of limited therapy transfer**	**Miller Amberber,** 2012	"Journal of Neurolinguistics"	Neurosciences, Sciences du langage	Par mots-clés sur ScienceDirect. 42ème résultat / 85.	Source reconnue Auteure référencée	Revue de littérature - etude de cas unique ; Anglais	bilingual aphasia, BAT generalisation, treatment cross-linguistic assessment, therapy transfer
27	25.02.19	**Intervention and cross-language transfer in bilingual aphasia - Two single case studies.**	**Knoph,** 2013	"Procedia - Social and Behavioral Sciences"	Psychologie, Sciences sociales	Par mots-clés sur ScienceDirect. 31ème résultat / 85.	Source reconnue Auteure référencée	Etude de cas multiple ; Anglais	/

APÊNDICE F :

- Apresentação da grelha Santiago-Delefosse (2004)

ESTUDO		INTERVENÇÃO		RESULTADOS		
Autor Ano, Fonte	*Título do estudo, Objectivos*	*População estudada*	*Protecole ^intervenção: tipo de estudo e tratamento fonoaudiológico*	*Imediato*	*Generalização*	*Conclusão e limitações*
Laganaro. 2014. Rovisão da literatura. -> 10 estudos publicados entre 2001 e 2014 (**Revue** de Neuropsicológico)	Gestão de **pacientes com afasia que são bilingues na sua** segunda **língua.** Objetivo: Mostrar: -Se existem evidências sobre a eficácia da gestão da língua estrangeira em pacientes bilingues; - Se a reeducação da L2 tem efeitos adversos na L1.	11 pacientes adultos bilingues. Idade/sexo/nível de instrução: sem indicações na M-A, mas especificado em cada item individualmente. Famílias linguísticas variáveis: românica, germânica eslava, indo-iraniana. Afasias: não há indicação do tipo e da gravidade na M-A, mas são especificadas em cada artigo individualmente.	Reeducação unilingue reeducação diversificada de Γ anomia, reabilitação da alexia, terapia léxico-fonológica. terapia semântica (SFA) terapia de constrangimento (GIAT), etc. Frequência de reabilitação: sem indicações.	-Melhoria da língua tratada (L2) para os estudos analisados.	-Generalização (TIL) oral ou escrita na língua portuguesa (L1) para 5 estudos /10. -Não há generalização para L1 para 5/10 estudos, nem mesmo pejoração de L1 ou L2 para 2/10 estudos.	Resultados - Terapia eficaz **em** L2. **-A transferência de** lucros **L2 - >L1 não está segurada e parece ser** Posso ter condições **especiais**, por exemplo: . **semelhanças estruturais entre** línguas (**por** exemplo, com palavras **analogicamente semelhantes ou palavras cognatas**) **. quando a terapia visa processos ou representações partilhados pela** L2 e **pela L1.** Limites : -Estudos que requerem validação numa escala maior (número de casos estudados limites -Variabilidade em situações bilingues.
2015. Estudo de caso único. (Afasia e Dorna nes associados)	Transferência interlinguística **de** cognatos na terapia da afasia com pacientes multilingues: **um** estudo de caso. Objetivo: Examinar a transferência dos benefícios da terapia de um argumento para outro, com a hipótese de uma crítica pós-lexical do Γeffet cognat.	Homem de 71 anos, braço direito. Muito insípido. Triingue alemão (LI), inglês (L2) e francês (L3). Muito boas competências pré-mccrbid ora as e ecrtes nestas 3 línguas. Afasia não fluente grave após uma lesão isquémica, com uma visão geral. "Roubles langsgiers: a compreensão mantém-se, mas a expressão desportiva está a reaparecer, com estereotipia e nec ogismos Efficacrte de 1 irdicagE phcnclcgique dans la denom nation. Reoetticn dificultada por nee ogismos	Estudo efectuado em *28* palavras pós-lesão 3 fases: 1} Avaliação laraeq EΓE pre-irsitement Em LI (alemão) e L3 (francês): "■avec e BAT "avec иra tactie de denom "De 50 palavras . "5 palavras cognatas français- arg ais-a lemanc . "5 Cognatos franceses - al emend . 2C Palavras de Nor-Cognais "De 35 palavras não erráticas (= palavras no meio) Ⅎ2) 'base de tratemert PEC intensive en L3 (francais) -> therapie lex CD-SEP anticue base sur 50 mots cognats. 27 sessões de 45min a 1h cada, 1 ou 2 fbis por icjr, 5 DLrS"7 durante 3 semanas.	-Melhoria de todas as palavras em francês (L3): 25 -Legere amel oration des mots ■rancais ncn- ertra)nes (= mots oortrclesj: 12%	-Generalização (TIL) para equivalentes er al emend de palavras processadas em francês (cognatos): 16%. Os efeitos são mais pronunciados para as palavras que saem dos cognatos nas três línguas. -Generalização (TIL) de palavras alemãs não ocgrBts ei ron-ertrafnes: 14	Resullats : Benefícios para as palavras processadas na L3 e, **em menor** grau, para as palavras **não** processadas **na** LI e **na** L3. -**Não** foi observado qualquer efeito dos cognatos. -Os resultados **parecem** compatíveis **com** modelos **de** produção bilingue de IExicalE que envolvem uma forte interatividade dos diferentes níveis de representação intra **e inter-linguística e** postulam uma origem pós-lexical do Γ-effet cognat. -Eficácia comprovada

		Terapia da fala realizada em francês, 4 vezes por semana.	3} Avaliação largaq ere post-trartemerrt : Em LI (alemão) e L3 (francês): "avec e BAT "avec ure tactie de denom			**do tratamento** da nomeação na afasia **bilingue (sobretudo na** fase crónica) **e** potencial de **TIL** na língua não tratada. Ácaros Li -□ifncile ce liter des conclusions quant au statul CES langues traitees et non traitees car difficile de cire que les etaient LES langues les plus fortes et tai Dies du patient.

APÊNDICE F :

- Apresentação da grelha Santiago-Delefosse (2004)

Critérios a avaliar	*Operacionalização na investigação qualitativa*
A questão de investigação	Q1 - Está claramente definido? Q2 - Se a pergunta provém do campo e do material empírico, é explícita no final do processo de investigação?
O procedimento de pesquisa	**-O contexto da investigação** Q3 - Está suficientemente descrito para que o leitor possa seguir e transpor os resultados para outros contextos semelhantes? - **Metodologia** Q4 - É adequado à questão colocada? Estão a ser considerados/discutidos outros métodos possíveis? Q5 - Cada etapa da investigação é descrita e ilustrada (se necessário)? Q6 - Perspetivar as referências teóricas? **- Amostragem** Q7 -A sua constituição é descrita e justificada? Q8 - Inclui diferentes casos possíveis de modo a permitir generalizações em contextos semelhantes? Q9 - Inclui uma pesquisa de casos que contradizem a análise ou modifica a análise se a amostra for alargada?
O quadro teórico de referência	Q10 -É descrito de uma forma relevante para a investigação e colocado em perspetiva com outros trabalhos? É discutido e associado à metodologia?
Análise e resultados (1/2)	Q11 - Está claramente descrita e teoricamente justificada? Está relacionada com a questão de investigação (e não é uma generalização abusiva tendo em conta o material empírico)? Q12 - Apresenta de forma coerente as ligações e articulações entre os dados empíricos e as explicações teóricas?
Critérios a avaliar	*Operacionalização na investigação qualitativa*
Análise e resultados (2/2)	Q13 - Os resultados podem ser revistos por outros pares (a-t-waves)? dados dados empíricos ou disponíveis, transcrições, etc.)? Q14 - Tem em conta todos os comentários? Q15 - Explica os casos negativos que podem contradizer ou modificar os resultados? São discutidos com pertinência e honestidade?
Validade, Fidelidade, Reflexividade do trabalho de investigação	Q16 - A análise é repetida por vários investigadores independente? Q17 - A investigação planeou a obtenção de dados através de diferentes canais, de modo a que os dados do terreno pudessem ser cruzados? Q18 - A análise recorreu à verificação estatística (se adequada à questão de investigação e se o material for apropriado)? Processamento informático? Q19 - Dispomos de pormenores suficientes sobre a forma como trabalhamos, os dados empíricos e a investigação de validação para convencer um leitor cético da relação entre as interpretações e os resultados? Q20 - Há alguma discussão sobre possíveis enviesamentos e o

	impacto dos métodos utilizados nos dados obtidos? Há alguma discussão sobre os aspectos éticos da investigação e o seu impacto? Q21 - Os investigadores são capazes de se abstrair dos seus preconceitos de investigação?
Objetivo da investigação	Q22 - A investigação contribui para a produção de conhecimentos úteis para a disciplina?

Avaliação qualitativa de estudos de casos únicos e múltiplos (19 recursos).

Autor de 1 estudo (ano) ,	01M	Q171	Q171	Q4V1	QE[V1	QtfVI	QTVI	QtfVI	QfVI	Q10M	Q11M	Q12M	Q13M	Q14M	Q1ET7I	Q16M	Q17 J	Q18M	Q13M	Q20M		□21	' 52'	Total [VI	
Hameau, Kopke (2015)	0	0	0	0	0	0	0	N	N	0	0	0	0	0	0	N		0	0	0	0			0 | 0 I I 19	86%
Marangolo, Rizzi, Peran, Piras, Sabatini (2009)	0	0	0	0	N	0	0	N	0	0	0	0	0	N	0	N		N	0	0	0	0	0	17	
Kiran, Sandberg, Gray, Ascenso, Kester (2013)	0	0	0	0	0	0	0	0	N	0	0	0	0	0	0	N		N	0	0	0	0	0	19	86%
Koh nert (2004)	0	0	0	0	0	0	0	N	N	0	0	0	0	0	0	N		0	0	0	0	0	0	19	66%
Mung, Claivaz (2016)	0	0	0	0	0	0	0	N	N	0	0	0	0	0	0	N		0	0	0	0	0	0	19	66%
Knoph, Lind, Simonsen (2015)	0	0	0	0	0	0	0	N	N	0	0	0	0	0	0	0		N	0	0	0	0	0	19	66%
Ansaldo, Saidi, Ruiz (2010)	0	0	0	0	0	N	0	0	0	0	0	0	0	0	0	0		N	0	0	0	0	0	20	91%
Goral, Levy, Kastl (2007)	0	0	0	0	N	N	0	N	N	N	0	N	N	N	N	N		N	0	N	N	0	0	9	41%
Meinzer, Obleser, Flaisch, Eulitz, Rockstroh (2007)	0	0	0	0	0	0	0	N	N	0	0	0	0	0	N	N		N	0	0	0	0	0	17	77%
Goral, Rosas, Conner, Maul, 0 bier (2012)	0	0	0	0	0	0	0	N	0	0	0	0	0	0	0	0		N	0	0	0	0	0	20	91%
Radman, Spierer, Laganaro, Annoni, Colombo (2016)	0	0	0	0	0	0	0	N	0	0	0	0	0	0	0	0		0	0	0	0	0	0	21	95%
Kurland, Falcão (2011)	0	0	0	0	0	0	0	N	N	0	0	N	0	0	0	N		N	0	0	0	0	0	17	77%
Kiran, lakupova (2011)	0	0	0	0	N	0	0	N	0	0	0	0	0	N	0	N		N	0	0	0	0	N	16	73%
Croft, Marshall, Pring, Hardwick (2010)	0	0	0	0	0	0	0	0	0	0	0	0	0	0	0	0		0	0	0	0	0	0	22	100%
Conner, Goral, An ema, Borodkin, Haendler, Knoph, Mustelier, Paluska, Melnikova, Moeyaert (201S)	0	0	0	0	0	0	0	N	0	0	0	0	0	0	0	0		0	0	0	0	0	0	21	95%
Kiran, Grasemann, Sandberg, Miikkulainen (2013)	N	0	0	0	0	0	0	0	0	0	0	0	0	N	0	N		0	0	0	0	0	0	19	86%
Laganaro, Overton Venet, (2001)	0	0	0	0	0	0	0	N	N	N	0	N	0	0	N	N		0	0	0	0	0	0	16	73%
Miller Amberber (2012)	0	0	0	0	0	N	0	N	N	0	0	0	0	0	N	0		N	0	0	0	0	0	17	77%
Knoph (2013)	0	0	N	0	N	0	0	N	N	0	N	N	N	N	N		N	N	N	N	N	N	0	7	32%
Número médio de itens =																									80% ,

APÊNDICE G :

- Apresentação da grelha R-AMSTAR revista (Kung et al., 2010), baseada na grelha AMSTAR inicial (Shea et al., 2007).

1. É fornecido um plano de investigação a priori?

A questão de investigação e os critérios de inclusão dos estudos devem ser determinados antes do início da revisão.

Critérios A. Publicação e/ou registo do protocolo do estudo com antecedência B. Descrição dos critérios de inclusão C. Questão de investigação bem direcionada (critérios PICO) *Condições de atribuição da pontuação* 3 critérios->4, 2-"3, I-"2,0->1 *Explicação A.:* Deve ser explicitamente indicado que os protocolos têm ёГё риЬПё ou estão registados, por exemplo, no PROSPERO, um registo online prospetivo e multinacional de revistas sistemáticas. C. A pergunta contém os critérios PICO, ou seja, População, Intervenção (ou exposição), Comparador (ou controlos) e Resultados *(Outcomes).*	Pontuação: Comentário:

2. Houve pelo menos duas pessoas responsáveis pela seleção dos estudos e pela extração dos dados?

Pelo menos duas pessoas devem extrair os dados de forma independente e deve existir um método de consenso para resolver litígios.

Critérios A. Dados extraídos por, pelo menos, duas pessoas, de forma independente ^ declaração explícita ou implícita) B. Declaração sobre o processo de consenso para a	Pontuação: Comentário:

resolução de litígios

C. Resolução de desacordos entre pessoas que extraíram dados de acordo com o método estabelecido (declaração explícita ou implícita)

Condições de atribuição da pontuação

3 critérios-"4,2-"3, l-"2,0->l

3. A pesquisa documental foi exaustiva?

Devem ter sido utilizadas, pelo menos, duas fontes electrónicas. O relatório deve incluir o período de tempo da pesquisa e as bases de dados pesquisadas (por exemplo, Central, EM BASE e MEDLINE). Todas as pesquisas devem ser completadas através da consulta dos índices de revistas científicas recentes, revisões da literatura, livros de texto, registos especializados ou peritos na área em estudo e examinando as referências fornecidas nos estudos listados.

Critérios de pontuação :

A. Foram identificadas pelo menos duas fontes electrónicas. Comentár io : utilizado.

B. São indicados o horizonte temporal e as bases de dados consultadas.

C. São indicadas as palavras-chave e/ou os termos MeSH e, sempre que possível, é descrita a estratégia de pesquisa.

D. Todas as pesquisas são completadas pela consulta dos índices de revistas científicas recentes, recensões literárias, livros de texto e registos, bem como pela análise das referências bibliográficas dos estudos indicados.

E. Foi efectuada uma pesquisa manual em revistas.

Condições *de pontuação*

,4 ou 5 triteres-*4 3-e3,2-*2,1 ou D--!

Explicação E. :

A pesquisa manual consiste em identificar as revistas mais relevantes e pesquisar manualmente o seu conteúdo, página a página, para identificar quaisquer estudos elegíveis.

4. A natureza da publicação (literatura cinzenta, por exemplo) foi um critério de inclusão?

Os autores devem indicar se procuraram todos os relatórios, independentemente do tipo de publicação, ou se excluíram algum relatório (da sua revisão sistemática) com base no tipo de publicação, língua, etc.

Critérios	Pontuação:
A. Os autores indicam que pesquisaram todos os relatórios, independentemente do tipo de publicação. B. Os autores indicam se excluíram relatórios com base no tipo de publicação, língua, etc. C. "Os artigos escritos numa língua diferente do inglês foram traduzidos" ou os leitores não compreenderam bem a língua do relatório. D. Não há restrições baseadas na língua ou na consideração de artigos escritos numa língua diferente do inglês *Condições de atribuição da pontuação* 3 ou 4 critérios-4, 2-"3, 1-2,0-1	Comentário:

5. É fornecida uma lista dos estudos (incluídos e excluídos)?

Deve ser fornecida uma lista dos estudos incluídos e excluídos.

Critérios Pontuação:

A. Os estudos incluídos devem ser reunidos num comentário: um quadro, uma lista ou uma figura; uma simples lista de referências não é suficiente.

B. Os estudos excluídos devem ser compilados numa tabela, lista ou figura para serem incluídos no artigo ou suplemento.

C. As razões para excluir estudos que foram seriamente considerados devem ser explicadas de forma suficientemente clara.

D. O leitor pode facilmente localizar os estudos incluídos e excluídos na bibliografia, nas referências ou no suplemento do artigo.

Condições de atribuição da pontuação

4 critérios-*4, 3-3, 2-"2,1-*1

Eis como funciona:

Os estudos excluídos são aqueles que, depois de terem sido seriamente considerados com base no título e/ou no resumo, foram reavaliados após a leitura do corpo do texto.

6. As caraterísticas dos estudos incluídos são indicadas?

Os dados sobre os indivíduos que participaram nos estudos originais, as intervenções que receberam e os resultados devem ser agrupados, por exemplo, em forma de tabela. Devem ser incluídos dados sobre as caraterísticas dos indivíduos em todos os estudos analisados (por exemplo, idade, raça, sexo, dados socioeconómicos relevantes, natureza, duração e gravidade da doença, outras doenças).

Critérios	Pontuação:
A. Os dados sobre os indivíduos que participaram nos estudos originais, as intervenções a que responderam e os resultados são agrupados, por exemplo, sob a forma de tabelas. B. Os autores descrevem a extensão dos dados sobre as caraterísticas relevantes dos sujeitos nos estudos analisados. C. As informações fornecidas parecem completas e exactas. *Condições de atribuição da pontuação* 3 critérios->4, 2->3, l-"2,0->l	Comentário:

7. A qualidade científica dos <u>estudos incluídos</u> foi avaliada e registada?

Os métodos de avaliação determinados a priori devem ser indicados (por exemplo, para os estudos de eficácia prática, a escolha de incluir apenas ensaios clínicos aleatórios, em dupla ocultação e controlados por placebo, ou de incluir apenas estudos em que a afetação dos sujeitos aos grupos de estudo foi ocultada); para outros tipos de estudos, devem ser tidos em conta outros critérios de avaliação.

Critérios de pontuação:

A. São indicados métodos a priori. Comentário:

B. A qualidade científica dos estudos incluídos parece válida.

C. O nível de evidência é exposto, devidamente reconhecido ou tomado em consideração.

D. A qualidade das provas é avaliada ou classificada com base em instrumentos de avaliação de provas.

Condições de atribuição da pontuação

4 critérios-"4, 3->3, 2-"2,1 ou O->1

Explicações D.:

Uma ferramenta de avaliação de provas é um instrumento utilizado para estabelecer o nível de provas. Por exemplo, o GRADE *(Grading of Recommendations Assessment, Development and Evaluation).*

8. A qualidade científica dos estudos incluídos na revisão foi utilizada de forma adequada na formulação das conclusões?

Os resultados da avaliação do rigor metodológico e da qualidade científica dos estudos incluídos devem ser tidos em conta na análise e nas conclusões da revisão e explicitamente formulados nas recomendações.

Critérios	Pontuação :
A. Os autores tiveram em conta a qualidade científica na análise e nas conclusões da revisão. B. A qualidade científica é explicitamente indicada nas recomendações. C. As conclusões são orientadas para a elaboração de guias práticos. D. Гёnoncё consenso clínico sugere a revisão ou confirmação das recomendações práticas. *Condições de atribuição da pontuação* 4 critérios-"4, 3->3, 2-"2,1 ou O->1	Comentário:

9. Os métodos utilizados para combinar os resultados dos estudos são adequados?

[2]Se os resultados dos estudos tiverem de ser combinados, deve ser efectuado um teste de homogeneidade para garantir que podem ser combinados (qui-quadrado ou I , por exemplo). Se houver heterogeneidade, deve ser utilizado um modelo de efeitos aleatórios e/ou deve ser verificado se a natureza dos dados clínicos justifica a combinação (a combinação é razoável?).

Critérios de pontuação:

A. Os autores estabeleceram os critérios com base nos quais determinaram que os estudos analisados eram suficientemente semelhantes para serem combinados.

B. No caso de resultados agrupados, os autores efectuaram um teste de homogeneidade para garantir que os estudos podiam ser combinados.

C. Os autores tomaram nota da natureza heterogénea (ou não) dos estudos.

D. Se houvesse heterogeneidade, os autores utilizaram um modelo de efeitos aleatórios e/ou verificaram se a natureza dos dados justificava a combinação.

E. Se houver homogeneidade, os autores explicam a justificação ou o teste estatístico.

Condições de atribuição da pontuação

4 ou 5 critérios-"4,3-*3,2-"2,1 ou 0-"I

10. A probabilidade de viés de publicação foi avaliada?

Uma avaliação do viés de publicação deve incluir uma combinação de ferramentas gráficas (diagrama de dispersão do estudo ou outro teste) e/ou testes estatísticos (teste de regressão de Egger, por exemplo).

Critérios	Pontuação:
A. Ter em conta o viés de publicação ou o efeito de gaveta	

B. Ferramentas gráficas (por exemplo, diagramas de dispersão de estudos)

C. Testes estatísticos (teste de regressão Egger, por exemplo)

Condições de atribuição da pontuação

3 critérios-M, 2-"3,1->2,0->1

11. Foram declarados quaisquer conflitos de interesses?

As possíveis fontes de apoio devem ser declaradas, tanto para a revisão sistemática como para os estudos incluídos.

Critérios	Pontuação:
A. Apresentação das fontes de apoio B. Ausência de conflito de interesses - Estamos a lidar aqui com subjetividade; talvez seja necessário y alienar por dedução ou ir um pouco mais fundo. C. Inclusão ou divulgação de fontes de apoio ou conflitos de interesse nos principais estudos incluídos *Condições de atribuição da pontuação* 3 critérios->4,2->3, I-"2,0->I	Comentário:

- Avaliação qualitativa das revisões da literatura (7 recursos).

Autor do estudo (ano)	Q1	Q2 v	Q3 -	Q4 '	Q5 v	Q6 '	Q7 '	QB '	Q9 - Q10 - Q11 v	Total/44	Я % '
Lorenzen, Muray (2008)	1	2	1	1	1	1	1	3	111	14	**32%**
Kohnert (2009)	3	Γ1	3	2	1	4	1	1	111	19	**43%**
Faroqi-Shah, Frymark. Mullen. Wang (2010)	3	4	4	3	2	4	3	3	313	33	**75%**
Miller Amberber (2011)	1	1	1	1	1	4	1	2	312	18	**41%**
Ansaldo. Saidi (2014)	3	2	3	2	1	4	3	1	11 2	23	**52%**
Laganaro (2014)	2	Γ1	1	1	1	3	1	2	112	16	**36%**
Khachatryan, Vanhoof, Beyens. Goeleven. Thijs, Van Hulle (2016)	3	2	1	2	1	2	1	1	11 2	17	**39%**
Número médio de itens =											45I % .

<u>APÊNDICE H:</u> Resumo dos resultados da pesquisa bibliográfica.
Fluxograma - PRISMA 2009 (Moher et al., 2009)

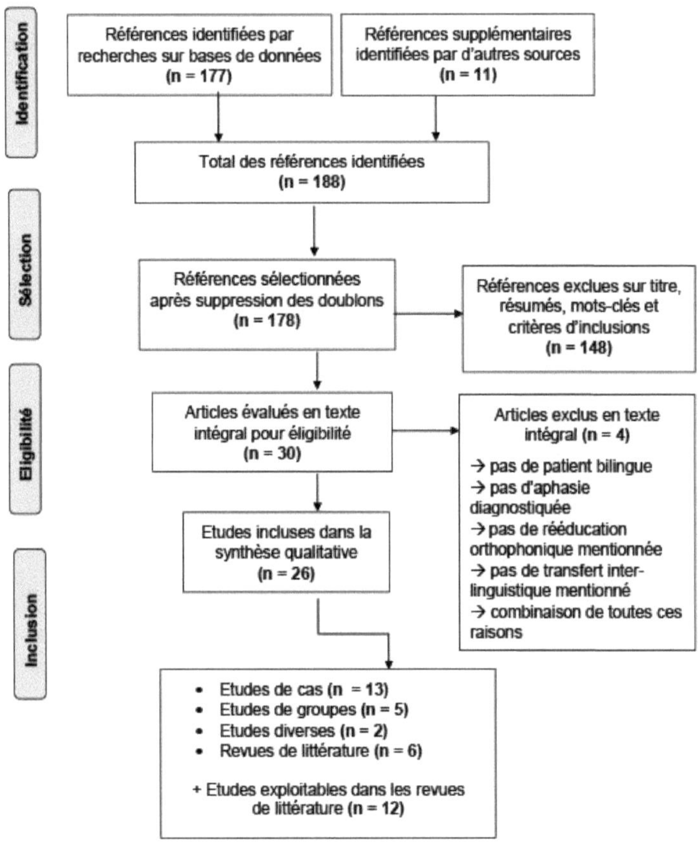

APÊNDICE I: Estudos utilizados nas revisões da literatura.

Tipo de estudo	Autor(es)	Número de estudos e data de publicação	Número de estudos excluídos (critérios de exclusão)	Número de estudos selecionados
Revisão da literatura	*Ansaldo e Saidi, 2014.*	11 (1999-2002)	-estudos já analisados individualmente: 6 -estudos anteriores a 2000: 1 -estudo não recuperado: 1	3
Revisão da literatura	*Faroqi Shah, Frymark, Mullen e Wang, 2010.*	13 (1980-2009)	-estudos já analisados individualmente: 4 -estudos anteriores a 2000: 4 -estudo incompleto (não explorável): 1	4
Revisão da literatura	*Khachatryan, Vanhoof, Beyens, Goeleven, Thijs e Van Hulle, 2016.*	Número de estudos e datas não especificados.	-estudos já analisados individualmente com base na bibliografia: 2 -estudos anteriores a 2000: 14	1
Revisão da literatura	*Kohnert, 2009.*	12 (1975-2008)	-estudos já analisados individualmente: 4 -estudos anteriores a 2000: 4	4
Mini-revisão da literatura	*Laganaro, 2014.*	10 (2001-2004)	-estudos já analisados individualmente: 5 -estudos anteriores a 2000: 0	5
Revisão da literatura	*Lorenzen e Muray, 2008.*	24 (1976-2006)*	-estudos já analisados individualmente: 4 -estudos anteriores a 2000: 9 -estudos que não têm em conta o conceito de generalização: 7 -estudo não recuperado: 1	3
Revisão da literatura	*Miller Amberber, 2011.*	41 (1914-2011)	-estudos já analisados individualmente: 8 -estudos anteriores a 2000 : 22 -estudo não recuperado: 1	10

TOTAL de estudos elegíveis = 30

TOTAL de estudos utilizáveis após remoção de duplicados = 12

*Nesta revisão da literatura geral (Lorenzen e Murray, 2008), apenas foram tidos em conta os artigos que tratam da reabilitação de afásicos bilingues.

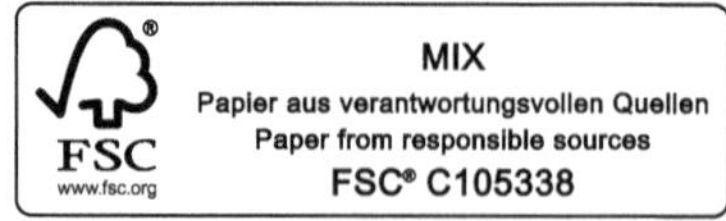

Printed by Books on Demand GmbH, Norderstedt / Germany